实用医学影像技术临床应用

丁元欣 主编

U0217113

中国纺织出版社有限公司

图书在版编目（CIP）数据

实用医学影像技术临床应用 / 丁元欣主编. -- 北京：
中国纺织出版社有限公司, 2022.9
ISBN 978-7-5180-9785-2

Ⅰ. ①实… Ⅱ. ①丁… Ⅲ. ①影像诊断 Ⅳ.
①R445

中国版本图书馆CIP数据核字（2022）第149423号

责任编辑：樊雅莉　　责任校对：高　涵　　责任印制：王艳丽

中国纺织出版社有限公司出版发行
地址：北京市朝阳区百子湾东里A407号楼　邮政编码：100124
销售电话：010 — 67004422　传真：010 — 87155801
http://www.c-textilep.com
中国纺织出版社天猫旗舰店
官方微博 http://weibo.com/2119887771
三河市宏盛印务有限公司印刷　各地新华书店经销
2022年9月第1版第1次印刷
开本：787×1092　1/16　印张：11.5
字数：212千字　定价：88.00元

凡购本书，如有缺页、倒页、脱页，由本社图书营销中心调换

编　委　会

前　言

　　医学影像学在疾病诊断和治疗中有重要作用，而影像学设备的发展使图像分辨率和诊断的准确率明显提高，影像学诊断已从单一依靠形态变化进行诊断成为集形态、功能和代谢改变为一体的综合诊断。在诊断的同时也开展治疗，扩大了医学影像学的应用范围。由于影像学独特的显像功能，在临床诊断与治疗工作中的重要作用，受到临床相关科室的普遍重视。

　　本书从临床实用的角度出发，分别介绍了临床常见疾病的 X 线诊断、CT 诊断、MRI 诊断、超声诊断等内容，选材新颖，内容简明，图文并茂，科学性与实用性强，易于掌握，可为医学影像科及相关科室的医护人员提供参考。

　　由于编写时间仓促，尽管在编写的过程中我们反复校对、多次审核，但书中难免有不足和疏漏之处，望各位读者不吝赐教，提出宝贵意见，以便再版时修订，谢谢。

编　者

2022 年 6 月

目　录

第一篇　X 线诊断

第二篇　CT 诊断

第一篇

X 线诊断

第一章

呼吸系统疾病 X 线诊断

第一节　弥漫性肺部病变

一、亚急性或慢性血行播散型肺结核

（一）临床特点

本病多见于成年患者，在较长时间内由于多次少量的结核菌侵入引起亚急性或慢性血行播散型肺结核。患者可有低热、咳嗽、消瘦等症状。病理上病灶多以增殖为主。

（二）X 线表现

（1）病灶主要分布于两肺上、中肺野，分布不均匀，锁骨下区病灶较多；有时以一侧上、中肺野为主。

（2）病灶结节大小极不一致，粟粒样细结节、粗结节或腺泡样结节同时混合存在。

（3）结节密度不均匀，肺尖、锁骨下区结节密度高，边缘清楚，可有部分纤维化或钙化；其下方可见增殖性病灶或斑片状渗出性病灶。

（4）病变恶化时，结节融合扩大，溶解播散，形成空洞，发展成为慢性纤维空洞型肺结核（图1-1）。

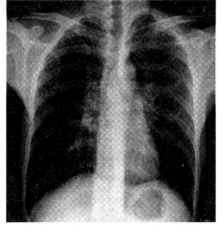

图1-1　亚急性血行播散型肺结核

结节大小不一致，分布不均匀，锁骨下区病灶较多，有部分纤维化及钙化

（三）鉴别诊断

亚急性或慢性血行播散型肺结核的特点是三不均匀（分布不均、大小不均、密度不均），多位于两肺上、中肺野，病灶结节大小不等，病灶可融合，有干酪样坏死、增殖、钙化、纤维化、空洞。需与经常遇到的粟粒型支气管肺炎、尘肺病（肺尘埃沉着症）、肺泡细胞癌、粟粒型转移癌以及含铁血黄素沉着症等相鉴别。

二、肺泡细胞癌

（一）临床特点

本病为多发性的细支气管肺癌，癌肿起源于细支气管上皮或肺泡上皮，女性多于男性，发病年龄 30～60 岁，病程进展快。有人认为是多中心性发展的癌肿，也有人认为是支气管播散的癌肿。细支气管肺泡癌分为 3 种类型：弥漫型、结节型和浸润型，临床工作中以弥漫型多见。临床症状有胸痛、顽固性咳嗽、呼吸困难，痰液量多而呈黏稠泡沫状，易误诊为肺转移癌。

（二）X 线表现

为两肺弥漫、大小不一的结节影，轮廓模糊，细如粟粒，粗的可似腺泡样结节，一般在肺门周围较多地密集，8%～10% 可伴有血胸。有时可表现如小叶性肺炎样浸润粗大斑片影（直径 1～2 cm），边缘模糊。肺泡细胞癌有时也可表现为巨大球状肿块影，边缘呈分叶状，直径为 2～6 cm，类似周围型肺癌（图 1-2）。

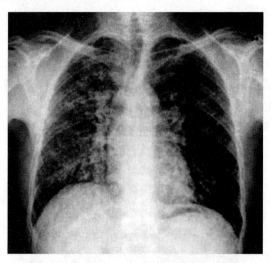

图 1-2　肺泡细胞癌

两肺弥漫、大小不一的结节影，轮廓模糊，细如粟粒

（三）鉴别诊断

弥漫型肺泡细胞癌需与粟粒型肺结核鉴别，后者病灶直径较小，多为 1～2 mm，且大小一致，分布均匀，密度相同。还需与肺转移灶鉴别，对有肺外肿瘤病史者应首先想到转移瘤，其病灶可大可小，轮廓相当整齐，分布于两肺中下部，病灶无支气管充气征；也需与尘

肺病鉴别，但后者往往有职业病史，除弥漫性结节状病灶外，肺纹理明显增多紊乱，交织成网状，肺门影增大，甚至出现壳状钙化。此外，需与肺真菌病、肺寄生虫病、结节病相鉴别。

浸润型肺泡细胞癌病变与肺炎渗出性病变相似，但后者改变快，经过有效治疗后，短期内明显吸收消失。

三、特发性肺间质纤维化（Hamman-Rich 综合征）

（一）临床特点

本病主要是原因不明的弥漫性肺间质纤维变，也可能是一种自身免疫性疾病。由于主要病理改变有肺泡壁的炎性细胞增多，继以纤维化，故又称为纤维化性肺泡壁炎。患者男性多于女性，症状为进行性气短、咳嗽、胸闷、胸痛，如伴继发感染，可有发热、咳脓性痰，病程除少数急性者外，多数为数年至十数年的慢性过程，最后可导致肺动脉高压与右心衰竭而死亡。

（二）X 线表现

本病最早期的 X 线表现为细小的网状阴影，以下肺多见，此时患者可无症状，而肺功能检查已有异常表现，为肺弥散功能减退。后逐渐变为粗糙的条索状阴影，交织成粗网状影像，表现为两肺呈弥漫性索条状和网状影相互交织；肺纹理增多、增粗，延伸至外带，并呈广泛的蜂窝样结构，含有无数、直径为 3 ~ 10 mm 的囊性透亮区，囊壁多数较厚；有时也可见到直径 3 ~ 5 mm 的结节影，或呈细颗粒状的毛玻璃样阴影；晚期由于继发感染，可伴有炎症性的模糊片状影，以及右心室肥大的征象。如肺部出现弥漫性肺间质纤维变的蜂窝样改变，而不能以肺源性疾病或尘肺病解释时，应多考虑到本病的可能性。

（三）鉴别诊断

患者的 X 线胸片上突出表现为两侧中、下肺野弥漫性肺间质纤维化，而能产生肺部弥漫性间质纤维化的疾病很多，原发性弥漫性肺间质纤维化为其中一种，其病因尚未明确。对该病诊断必须慎重，首先要排除其他疾病导致的肺间质纤维化后，才可考虑本病的可能（图 1-3）。

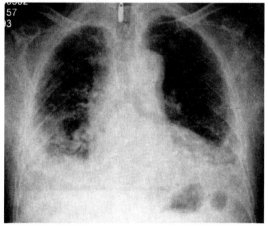

图 1-3　特发性肺间质纤维化

X 线见细小的网状阴影伴条索状影及有炎症性的模糊片状影，两下肺多见

四、尘肺病（肺尘埃沉着症）

（一）临床特点

尘肺病患者有长期接触粉尘的职业病史。病变以肺间质纤维组织增生为主，细支气管及血管周围纤维增生，肺泡壁及小叶间隔也增厚，胸膜见增厚粘连，并有胶原纤维尘肺结节形成，肺门淋巴结轻度或中度肿大。临床上，患者可有胸痛、咳嗽、气短等症状。病变常自两下肺开始，逐渐向上肺发展。

（二）X 线表现

两肺纹理普遍增多、增粗，扭曲紊乱，粗细不匀，并有蜂窝样网状纹理，纹理改变伸展至两肺外带，两肺纹理间还有弥漫分布的圆形或不规则形致密斑点影，斑点大小不等，直径多为 2 ~ 6 mm。结节的分布可以表现为均匀的成堆或不均匀的散在出现，有时可融合成团块状。两侧肺门影增宽而致密，可有蛋壳样钙化淋巴结影。网状影可出现于整个肺野，同时胸膜可增厚钙化（多见于矽酸盐肺），形成胸膜斑、胸膜钙化。胸膜斑好发于第 7 至第 10 肋侧胸壁及膈肌腱膜部，表现为胸膜壁层胼胝样增厚伴凸向肺野的圆形或不规则形结节，一侧或双侧，但不对称。胸膜斑内可有线状、点状或不规则形钙化。胸膜斑发生于膈肌腱膜及纵隔胸膜，致使心缘模糊、毛糙称蓬发心。肺和肋膈角胸膜极少累及，有时可有少量胸腔积液。矽酸盐肺患者易并发肺癌或胸膜间皮瘤，必须密切注意。

早期尘肺病（尘肺病Ⅰ期）结节影局限于中、下肺野的 1 ~ 2 个肋间隙范围内，往往是右肺先发现结节影。尘肺病Ⅱ期（尘肺病Ⅱ期）结节影大量增多，弥散于全肺野，自锁骨下区至膈面均有结节影，唯两侧肺尖区往往清晰而有气肿，结节极少或无，肺底区也有气肿，两侧膈面常见有幕状胸膜粘连（图 1-4）。晚期尘肺病（尘肺病Ⅲ期）可见两上肺结节融合为直径 3 ~ 4 cm 的纤维肿块影，两侧对称或不对称存在（图 1-5）。

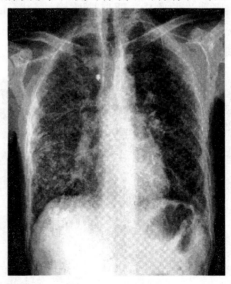

图 1-4 Ⅱ期尘肺病

两侧肺门影增宽而致密，两肺肺纹理增多、增粗，扭曲紊乱，粗细不匀，并有蜂窝样网状纹理，纹理改变伸展至两肺外带，两肺纹理间还有弥漫分布的圆形或不规整形致密斑点影，斑点大小不等，直径为 2 ~ 6 mm

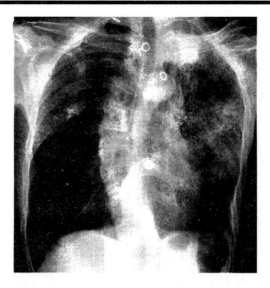

图 1-5　Ⅲ期尘肺病

两肺肺纹理增多、增粗，扭曲紊乱，粗细不匀，并有蜂窝样网状纹理，纹理改变
伸展至两肺外带，两肺纹理间还有弥漫分布的圆形或不规整形致密结节影，结节
大小不等，部分融合为直径 3～4 cm 的纤维肿块影

（三）鉴别诊断

尘肺病 X 线表现为两肺有广泛的肺纹理改变和纤维条纹以及网状阴影，使整个肺野都
像蒙上一层窗纱，或如毛玻璃样。尘肺结节的分布呈散在性，形态可不规则，密度较高，边
缘较锐利，肺内有散在局灶性肺气肿透明区域存在。如果 X 线片上出现如此改变，在未了
解到职业史的情况下，尚需与急性粟粒型肺结核、肺炎、恶性肿瘤、寄生虫病、肺泡微石
症、含铁血黄素沉着症等相鉴别。急性粟粒型肺结核的结节状影直径一般为 1～2 mm。大小
一致，分布均匀，密度相同，肺纹理增加不明显。肺炎临床有感染症状与体征，结节状影边
缘模糊；细支气管癌的结节较本例患者结节大，直径一般为 3～5 mm，痰细胞学检查可多次
找到癌细胞，无粉尘接触史。血行肺转移瘤一般结节较大，且分布于肺外围较多，有肺外恶
性肿瘤病史。寄生虫病根据疾病流行区、接触史、大便培养、血清学检查可诊断。肺泡微石
症的胸片，肺纹理不能显示，沙粒样钙质密度影，多孤立存在，不融合。含铁血黄素沉着症
有原发性和继发性两种，前者发病年龄在 15 岁以下，反复咯血；后者多有心脏病病史，尤
其是二尖瓣狭窄的患者，往往有左心衰竭、肺静脉高压，可资鉴别。

五、粟粒型肺转移癌

（一）临床特点

粟粒型肺转移癌最多见于血供丰富的原发肿瘤（如甲状腺癌、前列腺癌、绒毛膜癌，
癌细胞直接侵入静脉系统→右心→肺毛细血管），或见于原发支气管肺癌，癌肿可贯穿于肺
动脉，引起大量的癌细胞播散。临床症状有咳嗽、咯血、呼吸短促、发绀。

（二）X 线表现

两肺有弥漫分布的细结节影，大小不一，结节分布很密，中、下肺野较上肺野多些，结

节边界模糊，但肺尖区常无结节，这点可与粟粒型肺结核区别。肺纹理一般性增强，可合并胸腔积液（图 1-6、图 1-7）。

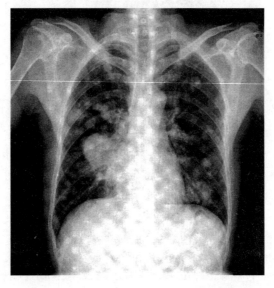

图 1-6　右下肺癌伴两肺弥漫性转移

弥漫分布的细结节影，大小不一，局部结节分布很密，中、下肺野较上肺野多些

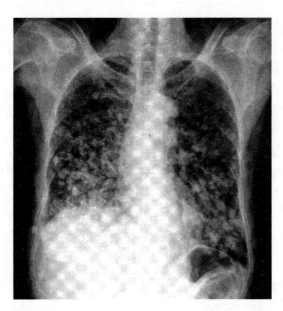

图 1-7　右肾癌术后 7 个月，两肺见弥漫性转移癌

弥漫分布的细结节影，大小不一，局部结节分布很密，中、下肺野较上肺野多些

（三）鉴别诊断

粟粒型肺转移癌应与急性粟粒型肺结核、粟粒型支气管肺炎、尘肺病以及含铁血黄素沉着症等相鉴别。

1. 急性粟粒型肺结核

X 线片早期两肺野呈毛玻璃样密度增高，两肺从肺尖至肺底均匀分布密度相似、大小一致的粟粒样结节，即"三均匀"特征。结节边缘较清楚，如结节为渗出性或结节融合时边缘可模糊。正常肺纹理被密集结节遮盖而不能显示，可有肺门或纵隔淋巴结增大。

2. 粟粒型支气管肺炎

又称小灶性支气管肺炎，病原体常由支气管侵入，引起细支气管、终末细支气管及肺泡炎症。多见于婴幼儿，病情严重，有咳嗽、咳痰、气促、高热等症状，X 线平片两肺野呈广泛分布的模糊粟粒状结节影，可伴有较大的斑片状致密影，以两下肺野及内带较密；抗炎治疗，病灶吸收消散较快，病程较短。实验室检查白细胞计数值升高明显，红细胞沉降率正常。

3. 尘肺病

有明确的职业病史，X 线胸片表现肺纹理增粗增多、紊乱扭曲、粗细不匀，甚至中断消失，并有蜂窝网状纹理。肺纹理间有大小不一、边缘清晰的结节影，直径为 2 ~ 6 mm，密度较高。结节是按支气管走向分布的，可为均匀的成堆出现或不均匀的散在出现，一般结节影变化非常缓慢，逐渐增大，密度增高，直至出现融合现象。一般都有弥漫性肺气肿改变，而粟粒型肺转移癌一般没有肺气肿征象。

4. 肺含铁血黄素沉着症

为肺内多次少量出血，血液吸收后肺泡内吞噬细胞内有含铁血黄素沉着。多见于有心脏病病史者，也可为特发性，或合并肾小球肾炎（Good pasture 综合征）。X 线胸片多表现为双肺中、下野弥漫性结节影，密度较高，边缘清晰，阴影长时间无变化。

此外，有时尚需与细菌和病毒感染、寄生虫病、肺泡微石病、新生儿肺透明膜病、肺泡蛋白沉着症及真菌病等相鉴别，结合粟粒型肺转移癌 X 线影像学特点、临床病史及实验室检查可鉴别。

六、肺结节病

（一）临床特点

肺结节病也称肉样瘤，鲍氏类肉瘤（Boeck sarcoid）等，属于一种非干酪性肉芽肿。国内较少见，有明显的地区性。温带较多，欧洲发病率较高。就人种而言，黑人最多，白人次之，黄种人少见。女性略多见。任何年龄均可发病，发病年龄多见于 20 ~ 50 岁。病程变化大，有自愈倾向。

病因不清，多认为与病毒感染有关。结节病的基本病理改变是非干酪性肉芽肿（由上皮样细胞、郎格罕巨细胞、淋巴细胞及纤维细胞组成），可侵犯全身淋巴结、肺、眼、皮肤、肝、骨等组织。病变可在淋巴结或肺实质。结节可在数月内完全吸收，也可被纤维组织所代替，形成肺间质的弥漫性纤维化。

临床上多无症状或仅有轻微呼吸道症状，胸部体征阴性。全身性周围淋巴结肿大约占40%。肝脾大约占 20%。红细胞沉降率增快，皮内结核菌素试验常为阴性。

（二）X 线表现

为两侧对称性肺门及气管旁纵隔淋巴结肿大，呈分叶状肿块影，边界清晰锐利，一侧或两侧气管旁淋巴结增大，往往以右侧为主，同时伴有肺门淋巴结增大。淋巴结多呈中度增大，边缘清楚，多发性结节呈土豆块状。约有 60% 病例当肺门淋巴结缩小消退时，两肺野出现弥漫性粟粒状（直径 1～5 mm）结节影，伴有网状纤维索条状阴影；经随访 1～3 年，大多数病例肺门淋巴结影与肺部浸润影可完全吸收。但有 15%～20% 病例，肺部病变不见吸收而转化为肺间质纤维化，最后导致呼吸衰竭或肺源性心脏病。肿大淋巴结压迫支气管引起狭窄可致肺气肿或肺不张，累及骨骼出现趾、指的囊肿样改变，以及易出现肾结石等（图 1-8）。糖皮质激素治疗可促使病变吸收。

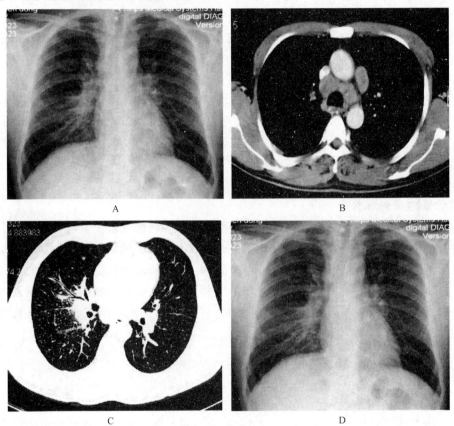

图 1-8　结节病

胸部 X 片（A）显示上纵隔增宽，两肺门影增大，两中肺野肺纹理明显增多，并见细小结节影；CT 增强纵隔窗（B）显示纵隔淋巴结增大；CT 肺窗（C）及胸片（D）显示两肺门增大，右肺内见散在小结节影

（三）鉴别诊断

结节病常需与淋巴瘤、淋巴结结核、转移瘤及肺癌的纵隔淋巴结转移等鉴别。淋巴瘤通常从气管旁淋巴结开始，最常累及气管旁淋巴结、肺门及内乳淋巴结，早期累及单一淋巴结，肿瘤较小时，X 线表现轻微，多难以确认；淋巴结增大明显时，其典型 X 线表现为纵隔多向两侧呈对称性增宽，肿瘤主要在气管两旁，可压迫气管变窄，肿瘤边缘清楚呈波浪状，或呈明显的分叶状，该类肿瘤对放射线较为敏感。淋巴结结核通常发生在儿童或青年，

而结节病常见于成人，淋巴结结核往往为单侧性，结核菌素试验阳性，提示结核。原发肺肿瘤及肺转移瘤常伴有纵隔、肺门淋巴结肿大，但好发于中老年人，原发肺肿瘤常表现为肺内单个病灶，转移性肿瘤大多有肺外原发病灶。

七、过敏性肺炎

（一）临床特点

过敏性肺炎是一种肺部的过敏性表现，临床特点为肺内有一过性、游走性的炎症病变，血液中嗜酸性粒细胞增多，全身症状一般不显著。患者常有个人或家族史。不少患者查不出过敏原，可能有自体免疫的因素，常见的病原有各种寄生虫感染，也可由药物、花粉、真菌孢子过敏引起。病理改变为在肺间质、肺泡壁及末梢细支气管壁内及肺泡渗出液内有嗜酸性粒细胞浸润。

许多病例可无症状，有时只在体检透视时被发现。有些患者可有咳嗽、咳少量黏液性痰或有头痛不适感。多数病例不发热，或仅有低热。白细胞计数正常或有轻度至中度增高，而嗜酸性粒细胞分类可增高至 0.1 ～ 0.7，红细胞沉降率稍快。

（二）X 线表现

病变无特征性，常表现为肺野内密度较低、边缘模糊的斑片状或大片状影像，以两肺中、下野较密集，肺尖区可无病变。往往多发、散在和呈非节段性分布，大多不与肺门相连。其影像较淡，与周围正常肺组织无明显界限，呈薄纱状。少数患者可表现为粟粒样，但密度低，也可表现为结节状（图 1-9）。可有轻微胸膜反应，病灶一般在 3 ～ 4 天内可自行消失，但可在其他部位又出现新病灶，这种病灶的暂时性和游走性是本病的特点。病变后期肺内可出现不规则小结节、线样影，网状或蜂窝影。

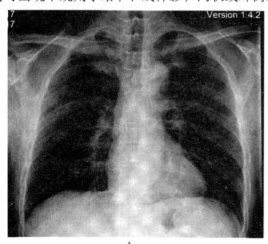
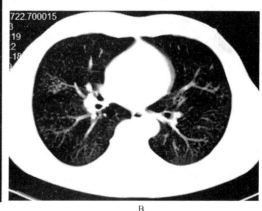

A   B

图 1-9　过敏性肺炎

A. 胸部 X 片显示两肺弥漫分布粟粒样、淡密度、边界模糊影；B. 同一患者的 CT 肺窗显示两肺弥漫分布粟粒样、密度低的小叶中心性结节

（三）鉴别诊断

过敏性肺炎的弥漫性粟粒影多不均匀，常伴有小斑片状实变影，病灶的形态、密度短期内可出现变化，肺内病灶的暂时性和游走性是本病的 X 线影像特点。另外，肺内病变较重，而患者的临床表现较轻，是本病的另一特点。本病需与支气管肺炎、间质性肺炎、肺结核等相鉴别。

1. 支气管肺炎

常表现为两下肺野内、中带见沿着肺纹理分布的颗粒状、小斑片或斑点状阴影，可融合成大片状，整个病变密度不甚均匀，边缘模糊不清，单个病变处中央部密度较高，可有小空洞，但较少见。

2. 间质性肺炎

病变较广泛，分布常以胸膜下外带肺组织为主，肺门结构模糊，密度增高，轻度增大，细小支气管梗阻引起弥漫性肺气肿或肺不张表现，病变吸收较实变性炎症慢，慢性病例可导致肺间质纤维化。

3. 肺结核

临床表现与本病有较多相似处，影像学表现因其不同的病理阶段而表现不同，肺内常出现纤维空洞、钙化病灶，且肺结核的病变分布以上、中肺野多见，有相对好发的部位，结合痰找抗酸杆菌、结核菌素试验等检查，可与过敏性肺炎鉴别。

（丁元欣）

第二节　肺内孤立性病变

一、周围型肺癌

（一）临床特点

肺癌大多数起源于支气管黏膜上皮，也称为支气管肺癌，少数起源于肺泡上皮及支气管腺体。近年来，肺癌的发病率明显增高，位居各种恶性肿瘤的前列。多发生于 40 岁以上的成年人，男性多于女性，但近年来女性的发病率也明显升高。

周围型肺癌是指发生于肺段以下支气管直到细小支气管的肺癌。位于肺中间带及周边部，在肺内形成肿块，以腺癌及鳞癌多见。临床表现为咳嗽、咳痰、痰中带血，也可无任何症状。发生在肺尖部的肺上沟癌可有霍纳综合征，部分病例可伴有关节肿痛及内分泌紊乱症状。多数患者临床症状出现较晚。

肺癌真正的病因至今仍不完全明确。大量资料表明，长期大量吸烟，特别是多年每天吸烟 40 支以上者，肺癌的发病率是不吸烟者的 4 ~ 10 倍。环境污染是肺癌的一个重要致病因素。人体自身的免疫状况、代谢活动、遗传因素、肺部慢性感染等也可能对肺癌的发病有影响。

既往肺癌分为小细胞及非小细胞肺癌，非小细胞肺癌又分为鳞状细胞癌、腺癌、复合癌和大细胞未分化癌。目前临床将肺癌分为常见的 4 种类型。①鳞状细胞癌：肺癌中最常见的类型，多于 50 岁以上男性，以中央型肺癌常见。对放、化疗敏感，先发生淋巴转移，血行转移较晚。②小细胞癌：发病率相对较低，多见于年龄较轻男性，以中央型肺癌常见。虽然对放、化疗敏感，但预后差，较早发生转移。③腺癌：发病率相对较低，多见于年龄较轻女性，以周围型肺癌常见。细支气管肺泡癌也属此型。预后一般，较早发生血行转移。④大细胞癌：肺癌中最少见的类型。预后最差。

（二）X 线表现

早期肿块较小，直径多在 2 cm 以下，显示为密度较低、轮廓模糊的阴影，平片与炎症相似，癌肿继续发展，成为 3 cm 以上较大的球形或圆形块影，可有以下征象。

（1）单发性肿块阴影，直径一般为 2～6 cm，以 3～4 cm 多见。

（2）肿块影密度较高，多数比较均匀，部分呈结节堆集而浓淡不均（图 1-10）。部分病例可有空洞形成，洞内壁不规则，可见壁结节，少见气液平面；以鳞癌多见。X 线胸片少见瘤内钙化。

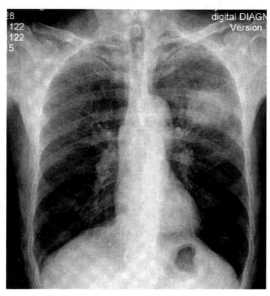

图 1-10 左上肺周围型肺癌

X 线胸片显示左上肺球形病灶，可见浅分叶和毛刺，密度尚均匀

（3）肿块边缘多数有分叶或脐样切迹，也可呈边缘光滑的球形阴影（图 1-11）。肿块影周边较模糊及毛刺是重要的 X 线征象。

（4）瘤体周边部可有斑片状阻塞性肺炎阴影。

（5）胸膜下肿块易引起胸膜增厚及胸膜凹陷。也可有肋骨破坏。

（6）胸内转移时可有胸腔积液，肺门及纵隔淋巴结增大。

（7）CT 检查能更清晰显示瘤周征象和瘤内结构，对确诊及检出转移灶有极大帮助。

（三）鉴别诊断

周围型肺癌诊断要点是外围肺组织内发现结节或肿块，直径 3 cm 以下者多有空泡征、支气管充气征、分叶征、毛刺征以及胸膜凹陷征。直径较大者可有分叶征，肿块内可发现癌性空洞。周围型肺癌需与肺结核球、肺囊肿、肺良性瘤（炎性假瘤）、慢性肺脓肿等相鉴别。

1. 肺结核球

肺结核球周围有小结核病灶，即卫星灶；或有其他结核依据，如对侧或同侧其他部位有结核病变，或有结核性胸膜炎等。结核球有时可见外围粗长的毛刺，由周围指向中心，毛刺靠近病灶边缘常中断，是由于病灶周围纤维化形成。有时病灶边缘呈浅小的分叶状。

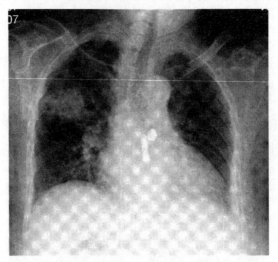

图1-11　右上肺周围型肺癌

X线胸片显示右上肺球形病灶，可见分叶征，密度尚均匀

由于结核球融合过程中浓缩，在瘤体周围可形成1～2 cm的环形透光影，称"月晕"征。病变多在上叶尖后段的肺表面部位（图1-12）。结核球的发展较慢，在观察复查过程中，多数病例无增大或增大不明显。1年以上无大小改变，基本可肯定结核球的诊断。癌性空洞是癌组织液化坏死并经支气管排出后形成。肺癌空洞较肺结核空洞少见，肺癌空洞通常为偏心性，壁厚，内壁凹凸不平，外壁可见分叶和毛刺征象，如有肋骨、胸椎等骨骼侵蚀或转移时，诊断就更为可靠。而肺结核空洞周围有"卫星病灶"，可有支气管引流，洞壁一般比较光整。依靠上述征象结核球可与周围性肺癌鉴别。

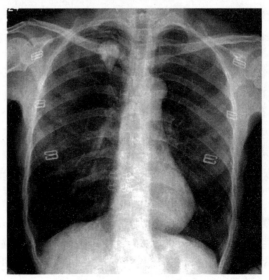

图1-12　右上肺结核球

2. 支气管肺囊肿

在 X 线上表现为圆形、椭圆形阴影，呈单发或多发薄壁透光区，卷发状、蜂窝状阴影；虽反复感染，病灶部位不变，其他肺野无新病灶出现（图 1-13）。充分了解病史，一般鉴别诊断不困难。

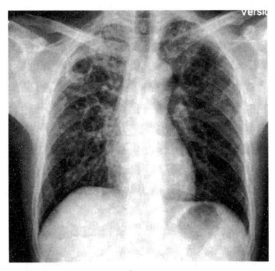

图 1-13　支气管肺囊肿

X 线胸片表现为圆形、椭圆形阴影，单发或多发薄壁透光区

3. 肺炎性假瘤

在组织结构上主要为成纤维细胞、大量的血管组织和各种炎性细胞的混合。本病的病因尚不完全明确，多数学者认为是炎性病变修复改变所形成。X 线表现为肺内团块状阴影，密度较高而均匀，边缘整齐，肿块直径多数在 2~4 cm，但个别病例可以超过 4 cm，最大者可达 10 cm 以上，肿块不出现空洞。一般肿块邻近肺野清楚，无炎性病变，也无胸膜改变。大多发生于肺表浅部位，生长缓慢，甚至无变化。极个别病例，病变阻塞叶支气管，形成肺叶不张、包裹性肿块，甚似中央型肺癌表现，给诊断带来困难，进一步行支气管镜检查可帮助诊断。该病变为良性，当胸片难以定性时，可经皮穿刺活检，可确定诊断。

4. 肺脓肿

早期可见受累的肺段呈楔形或不规则类圆形的致密影，中心浓而周围略淡，边缘模糊，与一般肺炎实变相似。1~2 周后，致密影中出现含有液平的空洞透亮区，空洞周围有浓密的炎症浸润影。病程超过 3 个月以上的，往往转变为慢性肺脓肿，呈肺段性致密影，含有厚壁空洞及液平面，常侵及邻近肺段，形成多房性肺脓肿。脓肿四周有粗乱的纤维条索影，病灶影可继续扩大，伴有胸膜增厚。短期内随访，可显示病变病理演化，可与周围型肺癌鉴别。

5. 其他肺孤立性球形病灶

如错构瘤、脂肪瘤、单发转移瘤等，均可表现为肺孤立性球形病灶，但这类病变都有其各自的 X 线影像学特征及典型病史，因此，综合病史及影像学特征可明确诊断。

二、肺结核球

(一) 临床特点

结核球（结核瘤）常为浸润型肺结核病变过程中的一种表现，病理为局限性干酪化病，为纤维组织包绕的干酪样坏死团块，按形成过程分为 4 型。①干酪样肺炎局限而成的结核球：纤维包膜很薄，厚度仅 1 mm。②同心圆层状结核球：是结核球扩展、再扩展后，历次形成的纤维包膜、历次扩展的厚度不等的干酪坏死层相间而成。③阻塞空洞型结核球：由于结核空洞的引流支气管完全阻塞，内容物浓缩凝固而成。④肉芽肿型结核球：结核性肉芽肿发生干酪样坏死而形成，由数个病灶融合而成。

(二) X 线表现

结核瘤边缘多光滑、清楚或有索条，无分叶或仅为浅分叶，偶有典型分叶；常有点状或斑点状、斑片状钙化，也可有空洞，其空洞为边缘性或裂隙样，大多数病例病灶周围有卫星灶，表现为致密的小结节或微小结节、索条状影等，有时可见肺纹理牵拉等肺结构扭曲改变（图 1-14）。

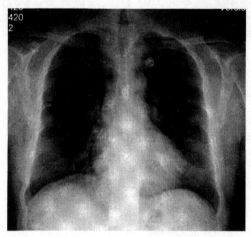

图 1-14　左上肺结核球

X 线胸片显示左上肺结节状高密度致密影，边缘光滑、清楚，见环形钙化

(三) 鉴别诊断

典型的结核球诊断不难，以往常有肺结核病史，病灶内有斑点状及斑片状钙化、周围有卫星病灶是其特征性影像学表现。与其他疾病的鉴别诊断详见本节周围型肺癌鉴别诊断。

三、球形肺炎

(一) 临床特点

形态呈孤立、圆形变的肺炎，称为球形肺炎，是一个以 X 线胸片的形态表现特点而命名的肺炎。本病的临床特点是：多数患者有急性炎症的表现，如发热、咳嗽、咳痰、白细胞计数升高和红细胞沉降率加快，还多合并有基础性疾病。为好发于肺门旁下叶背段或上叶后段的节段性肺炎。其形成机制，有人认为与呼吸道吸入性有关，也有人认为由炎性渗出物通过肺泡小孔，向邻近周围肺泡呈放射状扩散蔓延而成。

（二）X 线表现

球形肺炎阴影的范围接近一个肺段（5~6 cm），呈球形，无分叶及毛刺。仔细观察球形肺炎影的密度较淡而不均匀，深浅不一，含有隐约的透亮区，边界模糊，缺乏清晰的轮廓。多数患者病灶周围及肺门方向有较长条索状阴影，即所谓"局部充血征象"提示肿块为炎症。经 2~3 周的随访复查，肺炎阴影常迅速消散，而获最后确诊。

（三）鉴别诊断

最主要的是与周围型肺癌相鉴别。有人认为 X 线胸片上球形病灶的一半以上边缘模糊为肺炎表现，相反肺癌大部边缘清晰。另外是肺栓塞，可呈球形或类圆形，也是需要注意鉴别的。短时间内经抗炎治疗吸收消散是球形肺炎与其他肺内孤立性球形病变的重要鉴别点。

四、肺脓肿

（一）临床特点

肺脓肿是由多种病原菌引起的肺部化脓性感染，早期为化脓性肺炎，继而发生坏死、液化和脓肿形成。引起肺脓肿的病原菌与上呼吸道、口腔的常驻菌一致，常见的有肺炎链球菌、金黄色葡萄球菌、溶血链球菌、克雷伯杆菌等。急性肺脓肿常为上述细菌的混合感染。

发病机制分为 3 种类型。①吸入性：60% 的肺脓肿是由于吸入口腔或上呼吸道带有病菌的分泌物、呕吐物等所致。尤其是在口腔、鼻腔及上呼吸道存在感染灶，因受寒、极度疲劳或昏迷等使全身抵抗力降低，咽喉保护性放射减弱等情况有利于感染性分泌物的吸入。吸入性肺脓肿发生的部位与体位有关，好发于右肺上叶后段、下叶背段与左肺下叶后基底段，且右侧多于左侧。②血源性：身体其他部位的感染性，引发败血症的脓毒栓子经血行播散至肺，使肺组织发生感染、坏死及液化，形成肺脓肿。血源性肺脓肿多为两肺多发病灶，以金黄色葡萄球菌多见。③继发性：肺脓肿也可继发于支气管扩张、支气管囊肿、支气管肺癌等。急性肺脓肿随着有效抗生素的应用、脓液的排出，脓腔可缩小而消失，但若在急性期治疗不彻底，脓液引流不畅，炎症持续不退，脓肿周围的纤维组织增生使脓肿壁增厚，肉芽组织形成，病灶迁延不愈而转变为慢性肺脓肿。急性肺脓肿的表现类似于急性肺炎，如寒战高热、咳嗽咳痰、胸痛，全身中毒症状较明显等。发热 1 周后常有大量浓痰咳出，若为厌氧菌感染，则为臭痰。慢性肺脓肿有咳嗽、咳脓痰和血痰，不规则发热伴贫血、消瘦等，病程都在 3 个月以上，并可有杵状指。

（二）X 线表现

肺脓肿早期呈较大区域的密度增高影，边缘模糊，呈楔形的肺段或亚段实变，底部贴近胸膜。进一步发展，中央出现低密度液化坏死区，经支气管排出坏死物质后，形成空洞（图 1-15、图 1-16）。急性肺脓肿形成期的空洞内壁可凹凸不平，并多见气液平面，近肺门侧常见支气管与脓腔相通。急性肺脓肿可伴有反应性胸腔积液和胸膜增厚，可因肺脓肿破入胸腔而形成局限性脓胸或脓气胸。短期内病灶阴影可有明显改变（吸收缩小或进展扩大）。肺脓肿痊愈后可不留痕迹，或仅留下少量纤维条索影。慢性肺脓肿以纤维厚壁空洞伴肺组织纤维化为主要特征，内外壁界限均比较清晰，邻近肺野有慢性炎症、支气管扩张、新的播散灶和旧的纤维化等。血源性肺脓肿多为两肺多发片状或结节状密度增高影，边缘模糊。有些结节中央出现液化坏死，有些则出现空洞，可见透亮区及液平面。

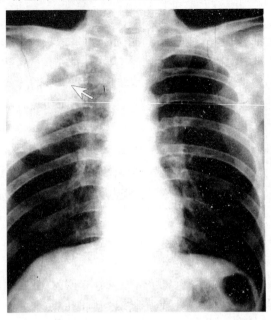

图 1-15 右肺上叶肺脓肿（正位片）
为一类楔形实变，边缘模糊，病灶内出现厚壁空洞（箭头）

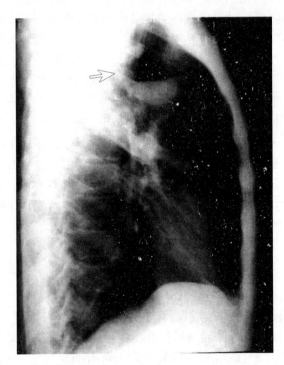

图 1-16 右肺上叶肺脓肿（侧位片）
箭头示空洞，洞内见气液平面

（三）鉴别诊断

吸入性肺脓肿需与癌性空洞及继发于阻塞性肺炎的肺脓肿鉴别，伴有液平面时，还需与结核空洞、肺囊肿伴感染相鉴别。继发于阻塞性肺炎的肺脓肿，肺门部可见肺癌的原发病变，癌性空洞呈厚壁，外缘呈分叶，可见毛刺，边界清晰等可资与鉴别。结合病史分析及痰液检查，可以确诊。

五、金黄色葡萄球菌肺炎

（一）临床特点

金黄色葡萄球菌肺炎是金黄色葡萄球菌引起的化脓性炎症。肺部病灶出现之前，患者常先有皮肤疮疖或化脓性骨髓炎的临床表现，后因脓性栓子侵入血流，经血行播散而侵入肺组织致病。

发病年龄以青壮年居多。临床有寒战、高热、咳嗽、胸痛、气促、发绀、脓性痰带血，病势严重。两肺均有散在的湿啰音。白细胞计数显著增高，中性粒细胞比例明显增高。血培养阳性。

（二）X 线表现

（1）两肺野中、外带有散在多发的圆球状病灶（直径 1～3 cm），或不规则的大小片状影，密度较高，边缘模糊，有时圆球的边缘也可光整（图 1-17）。

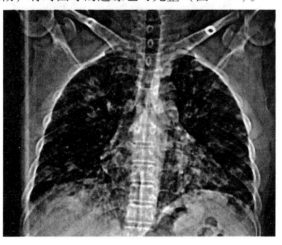

图 1-17　金黄色葡萄球菌肺炎
患者因大腿软组织蜂窝织炎就诊，定位胸部 X 片显示两肺弥漫分布、斑片状及结节状、边界模糊影

（2）在球状或片状影内，可出现透亮区及小液面，成为多发性肺脓肿。脓腔壁较薄，周围浸润影较少。

（3）同时由于活瓣性细支气管阻塞，可出现薄壁圆形肺气囊（肺气肿），肺气囊壁菲薄。

（4）肺气囊直径 1～4 cm 不等，肺气囊的大小形态在短期内变化很快，且易于消失。

（5）常合并气胸或脓气胸，甚至可合并化脓性心包炎。

（6）本病经积极抗菌药物治疗后，肺内炎症影、小脓肿影及肺气囊影均可迅速吸收、消散，可遗留少许纤维索条影。

（三）鉴别诊断

根据临床症状、体征，结合 X 线病变易形成肺脓肿和肺气囊、常合并脓胸、动态变化快等特点较易与其他炎性病变鉴别。确诊有赖于细菌学检查。

六、肺吸虫病

（一）临床特点

本病为地方性流行病，如在我国浙江（绍兴），以及朝鲜等，因食用含有囊蚴的生的或未煮熟的蟹类而感染疾病。常见症状为咳嗽、胸痛、咳铁锈色痰、反复咯血。在痰中可查到嗜酸性粒细胞和夏柯-雷登结晶，有时痰中还可找到肺吸虫卵。

（二）X 线表现

1. 出血破坏期

两侧中、下肺野有散在的椭圆形或圆形浸润影（直径 2 cm 左右），边缘模糊（图 1-18）。

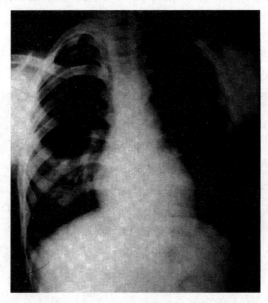

图 1-18　肺吸虫病

两中、下肺野见数个小圆形高密度影，边界欠清

2. 囊肿期

肺部浸润阴影内可见单房或多房性透明区，其周围可见条索状阴影伸向肺野。

3. 囊肿后期

肉芽组织和结缔组织增生包裹，形成边界清楚的圆形或椭圆形结节阴影。可单发，也可聚集成团块状。

4. 愈合期

病灶缩小，密度增高，可见环状、点状或片状钙化。也可呈条索状阴影。

（三）鉴别诊断

肺吸虫病无论哪一期的 X 线表现均无特异性，与肺结核的多形态 X 线表现鉴别较困难。

（丁元欣）

— 第二章 —

消化系统疾病 X 线诊断

第一节　胃部病变

一、浸润型胃癌

（一）临床特点

浸润型胃癌是胃癌中最少见的一型，癌肿主要沿着胃壁浸润型生长，胃壁增厚，黏膜面粗糙，颗粒样增生，黏膜层固定，有时伴有浅表溃疡。根据病变范围，可分为局限型及弥漫型。

（二）X 线表现

病变范围可广泛或局限，病变区表现胃壁僵硬、蠕动消失、胃腔缩小，黏膜纹破坏、紊乱，严重者如脑回状黏膜纹，可伴有不规则的潜在性的龛影。充盈相上胃轮廓不规则。如病变范围广，可使全胃缩小、僵硬如皮革囊袋，故又称革袋状胃或皮革胃。当幽门被癌肿浸润而失去括约能力时，则胃排空加快。个别病例可仅有胃壁僵硬、蠕动消失，而无黏膜纹破坏，也应加以注意（图 2-1）。

（三）鉴别诊断

浸润型胃癌，黏膜皱襞消失，无蠕动波，且因幽门受浸润排空增快，有时可见因贲门口受浸润僵硬而引起的食管扩张，而角型胃及其食管柔软，不会出现食管扩张和排空增快，有助于两者的鉴别。

二、胃淋巴瘤

（一）临床特点

胃淋巴瘤起源于胃黏膜下层的淋巴滤泡组织，沿黏膜下层浸润生长，易导致管壁增厚，黏膜粗大及肿块形成。黏膜表面可保持完整，也可发生溃疡。临床表现与胃癌相似，胃淋巴瘤发病率相对偏少，发病年龄较小，临床表现主要取决于肿瘤的病理学改变及生物学特征。但总的说来临床症状不太严重，而 X 线已明显提示胃部病变严重，这种临床表现与 X 线不一致是胃淋巴瘤的一个特征。

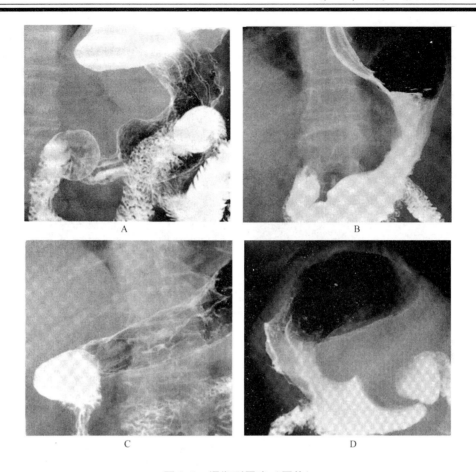

图 2-1 浸润型胃癌（胃体）

胃体、胃壁僵硬，蠕动消失，胃腔缩小，黏膜纹破坏、紊乱

（二）X 线表现

其 X 线表现一般可分为以下 6 型。

1. 溃疡型

表现为龛影，其发生率较高，最多见的一种类型。溃疡的形态、大小、数目不一，多位于充盈缺损内，形态不规则或为盘状、分叶状、生姜状等。溃疡环堤常较光滑规则，部分尚可见黏膜皱襞，与溃疡型胃癌的环堤常有明显的指压痕和裂隙征有所不同。邻近黏膜粗大而无中断破坏，病变区胃壁呈不同程度僵硬但仍可扩张，胃蠕动减弱但仍存在。

2. 肿块型

常表现为较大的充盈缺损，多见于胃体、胃窦部，呈分叶状，边界清楚，其内可有大小不等、形态不规则的龛影。

3. 息肉型

表现为胃内（体、窦部）多发性息肉状充盈缺损，直径多为 1～4 cm，大小不等，边缘多较光整，也可呈分叶状，其表面有大小不一的溃疡；周围环以巨大黏膜皱襞。病变范围广，但仍保持一定扩张度及柔软性，胃蠕动仍能不同程度地存在为其特征。

4. 浸润型

累及胃周径的 50％ 以上，表现为胃壁增厚，蠕动减弱但不消失，病变范围和程度与胃腔狭窄程度不成比例，有时胃腔反而扩张。

5. 胃黏膜皱襞肥大型

表现为异常粗大的黏膜皱襞，为肿瘤黏膜下浸润所致。粗大的黏膜皱襞略显僵硬，但常无中断、破坏。于粗大皱襞之间可见大小不等的充盈缺损。

6. 混合型

多种病变如胃壁增厚、结节、溃疡、黏膜粗大等混合存在（图 2-2）。

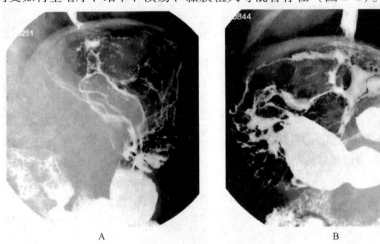

图 2-2　胃淋巴瘤（混合型）

胃底、胃体广泛黏膜破坏，可见充盈缺损、龛影

（三）鉴别诊断

1. 浸润型胃癌

首先，淋巴瘤胃壁僵硬、蠕动消失似浸润型胃癌的"革袋状胃"，但淋巴瘤压迫时胃壁可有一定的形态改变，不似胃癌僵直。同时，其胃壁边缘可见弧形充盈缺损，较多则呈波浪状，胃癌无此征象。其次，淋巴瘤黏膜破坏表现特殊，似多数大小形态不等的结节样充盈缺损构成，呈现凹凸不平状，充盈缺损表面不光整，可见不规则龛影。这与胃癌的黏膜中断、消失不同。此外，淋巴瘤多为全胃受累，病变广泛，浸润型胃癌如未累及全胃，病变区与正常胃壁分界截然，有时可见癌折角，鉴别诊断不难。

2. 肥厚性胃炎

肥厚性胃炎可形成大小不等的凸起状结节，其结节为黏膜增生、肥厚形成，表现为与黏膜相连，似黏膜扭曲形成，而淋巴瘤的结节表现为彼此"孤立"，与黏膜皱襞不连。此外，较重的肥厚性胃炎胃壁柔韧度降低，有时蠕动也不明显，但不僵硬，与淋巴瘤不同。

三、胃溃疡

（一）临床特点

胃溃疡为常见的慢性病，男多于女，好发于 20～50 岁，主要病理改变是黏膜、黏膜下层溃烂深达肌层，使胃壁产生圆形或椭圆形溃疡，深径 5 ~ 10 mm，横径 5 ~ 20 mm，溃疡底可为肉芽组织、纤维结缔组织，溃疡口部主要是炎性水肿。临床主要症状是规律性上腹部饥饿痛。

（二）X 线表现

龛影即溃疡腔被钡剂充填后的直接 X 线征象，正位显示为圆形或椭圆形钡斑，侧位显示壁龛，据溃疡位于壁内、周围黏膜水肿、肌纤维收缩及瘢痕纤维组织增生等，而形成下述良性溃疡的 X 线特征。

1. 壁龛位于腔外

若溃疡位于胃窦前、后壁或伴有胃窦变形时，壁龛影的位置往往难以确定，因而这一征象不易判断（图 2-3）。

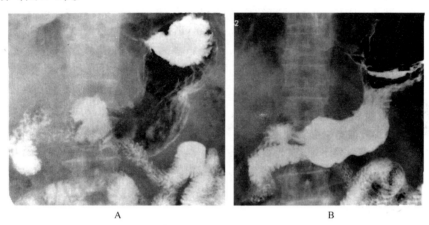

A　　　　　　　　　　　　　　　　　　　　　B

图 2-3　胃角溃疡

胃角处见小腔外龛影，周围黏膜呈放射状

2. Hampton 线

不常见，是残留于溃疡口缘水肿的黏膜所形成，犹如溃疡口部一"垫圈"，切线位于龛影口边的上侧或下侧，呈宽 1 ~ 2 mm 的窄透亮线，也可见于整个龛边，使充盈钡浆的壁龛与胃腔分隔开。此征虽较少见，却是良性溃疡的特征。

3. "狭颈"征和"项圈"征

是 Hampton 线及溃疡口周围肌层中等度水肿而构成。表现为 Hampton 线的透亮区明显增宽，至 5 ~ 10 mm，位于壁龛上、下侧。轴位相加压时，于龛影周围形成"晕轮"状透亮带。

4. "环堤"影

是溃疡口部以黏膜层为主的高度炎性水肿。钡餐检查，在适当压迫下取轴位观，呈一环状透亮带，内界较为明确，外界模糊不清，如同"晕轮"状；切线位则表现为一"新月"样透亮带，也为溃疡侧边界明确，外界模糊不清。该透亮带无论是轴位观还是切线位观，其宽度均匀，边缘较光整，黏膜纹直达环堤影边缘，此为良性"环堤"影特征。

5. 放射性黏膜纹

以溃疡为中心，分布均匀的放射状黏膜纹，为溃疡瘢痕组织收缩的表现，是良性溃疡的特征，壁龛旁黏膜纹略增粗或伴有黏膜纹轻度扭曲现象。纠集的黏膜纹大多到达龛边，但部分病例由于溃疡口部严重水肿，靠近壁龛的黏膜纹逐渐消失而显示不清。

另有研究认为，龛影边缘"点状投影"，是钡浆存留于皱襞内所造成，它提示该溃疡周围有黏膜增厚和放射状黏膜皱襞存在，因此是良性溃疡较为特征性的表现。

上述黏膜纹无论是何种表现，均应有一定的柔软度和可塑性，这一点不可忽视。

6. 新月形壁龛

它的产生是由于溃疡口缘黏膜严重的炎性水肿，并突向溃疡腔内而形成。钡餐造影时壁龛显示如新月形，其凹面指向胃腔，凸面指向胃腔外。

（三）鉴别诊断

本病需与溃疡型胃癌鉴别。后者为癌肿内的恶性溃疡，大而浅，形态不规则，为"腔内龛影"，周围见高低、宽窄、形态不规则的"环堤"，环堤内可见"尖角"征，龛影边缘有"指压"迹，龛影周围纠集的黏膜纹中断、破坏、邻近胃壁僵硬、蠕动消失等。骑跨于胃小弯的溃疡型癌，切线位加压投照时，呈"半月"征图像。这些均与良性溃疡不同，同时，良性溃疡临床上有节律性疼痛的症状。

（丁元欣）

第二节　肠道病变

一、十二指肠溃疡

（一）临床特点

十二指肠溃疡绝大多数发生在十二指肠球部，少见于十二指肠球后部，多数病例为单发性溃疡。主要见于青壮年患者，男性多于女性。主要症状是上腹部周期性、节律性疼痛。多数患者胃酸分泌增多。

（二）X线表现

1. 十二指肠球部溃疡

（1）龛影：为溃疡直接征象，呈圆形或椭圆形钡斑（龛影），加压时可见钡斑周围呈车轮样环形透亮带（溃疡口部水肿），其大小不定。对小的龛影应加压点片做黏膜相检查，并应注意左右斜位摄片以显示壁龛，低张双重造影检查，均可提高龛影发现率（图2-4）。

（2）畸形：是最常见的X线征象。黏膜水肿、肌层痉挛、瘢痕收缩、周围粘连等，均可导致畸形，表现为侧缘凹陷、花瓣样变形、憩室样囊袋、不规则缩窄等。

（3）黏膜改变：黏膜纹增粗、变平或模糊，有时也可见以龛影为中心的放射状黏膜纹。

（4）其他征象：如十二指肠球部激惹现象、压痛等。同时可合并胃窦炎、幽门梗阻。

（5）溃疡愈合：若溃疡很浅小，无明显纤维增生，愈合后十二指肠恢复正常，黏膜纹也是正常的。溃疡愈合过程表现为龛影变小、变浅，以至于消失，周围水肿消退。较深的溃疡大多伴有较明显的纤维增生，即使溃疡已经愈合仍可见黏膜纠集和十二指肠球部畸形。若有前、后胃肠片比较，从正常轮廓内有龛影发展到畸形和龛影缩小，不能认为十二指肠球部溃疡恶化，相反应认为溃疡在愈合过程中。有的溃疡愈合后留下一侧壁变形，这是瘢痕形成的缘故，在瘢痕区黏膜消失。十二指肠球部的刺激征象减轻或消失也是溃疡好转和愈合中的征象。

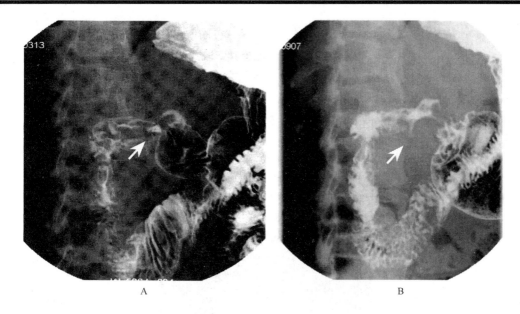

图 2-4　十二指肠球部溃疡

十二指肠球部变形，可见小钡斑

2. 十二指肠球后部溃疡

钡餐检查十二指肠球后部溃疡，由于十二指肠球后部走行屈曲重叠，故应采用右前斜位及右侧位为佳。其主要 X 线表现为有龛影，大小不一，一般为 2～3 mm，所以有时不易显示。常见征象为局部肠管狭窄，长约 2 cm，黏膜纹紊乱或消失，有十二指肠球部激惹现象，可伴有狭窄、十二指肠球前部扩大征象。

（三）鉴别诊断

十二指肠球部溃疡主要需与十二指肠球炎相鉴别。较大的溃疡易于在 X 线检查时发现，球部畸形、龛影、激惹等表现，易于诊断。但是小部分病例，并无球部变形、激惹现象，仅在压迫黏膜相方可显示出龛影，因而易漏诊，应加以注意。在球部畸形情况下，由于 X 线对于浅小溃疡的显示有一定局限性，因此不能片面地根据未见龛影而武断地做出排除十二指肠球部溃疡的结论，常需借助内镜检查。

二、浸润型结肠癌

（一）临床特点

结肠癌是发生于结肠部位的常见的消化道恶性肿瘤。好发部位为直肠及直肠与乙状结肠交界处，以 40～50 岁年龄组发病率最高。浸润型结肠癌以向肠壁各层呈浸润性生长为特点。病灶处肠壁增厚，表面黏膜皱襞增粗、不规则或消失变平。早期多无溃疡，后期可出现浅表溃疡。如肿瘤累及肠管全周，可因肠壁环状增厚及伴随的纤维组织增生而使肠管狭窄，即所谓的环状缩窄型，此时在浆膜局部可见到缩窄环；切面肿瘤边界不清，肠壁因肿瘤细胞浸润而增厚。

左半结肠胚胎起源于后肠，肠腔较细，肠内容物呈固态，主要功能为贮存及排出粪便，癌肿多属浸润型，易致肠腔环形狭窄。常见症状为排便习惯改变、血性便及肠梗阻。肠梗阻可表现为突然发作的急性完全性梗阻，但多数为慢性不完全性梗阻，腹胀很明显，大便变细形似铅笔，症状进行性加重，最终发展为完全性梗阻。

（二）X线表现

1. 腹部 X 平片检查

适用于伴发急性肠梗阻的病例，可见梗阻部位上方的结肠有充气胀大现象。

2. 钡剂灌肠检查

可见癌肿部位的肠壁僵硬，扩张性差，蠕动至病灶处减弱或消失，结肠袋形态不规则或消失，肠腔狭窄，黏膜皱襞紊乱、破坏或消失，充盈缺损等（图2-5）。

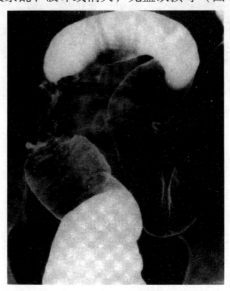

图 2-5　浸润型结肠癌

乙状结肠管腔向心性狭窄，黏膜破坏，病变与正常肠壁分界清楚

三、结肠类癌

（一）临床特点

结肠类癌起源于肠黏膜腺体的嗜银 Kultschitzkx 细胞，又称嗜银细胞瘤。这种细胞是一种特殊的上皮细胞。在结肠呈弥散性分布，能产生多种肽胺类激素，与肾上腺细胞甚为相似，具有嗜铬性，所以类癌又有嗜铬细胞瘤之称，是一种少见的低度恶性肿瘤。结肠类癌68%位于右半结肠，其中盲肠占50%。右半结肠与阑尾、回肠同起源于中肠，此类癌细胞类型65%属亲银性，30%属嗜银性。绝大多数类癌体积较小时无明显症状，临床上也多在偶然情况下发现。若瘤结节长到一定大小或生长于特殊部位时，常可引起一些肠道功能紊乱、腹痛或不同程度的梗阻症状。

（二）X线表现

钡剂灌肠检查，由于病灶一般较小，所以常易漏诊，待发展到一定大小，可表现为轮廓光整的充盈缺损或肠管环状狭窄。在 X 线上，结肠的损害可表现为以下 4 种类型。①肿块型：呈多个结节融合。②息肉型：充盈缺损样改变。③浸润型：肠段浸润狭窄。④肠梗阻型：钡剂通过受阻。

（三）鉴别诊断

结肠类癌与盲肠癌很难鉴别，但本病往往比肠腔内充盈缺损病变要大，甚至数倍大于腔外肿块，且易侵及邻近肠袢或使之受压移位，借此可与一般结肠癌进行鉴别。

四、阑尾周围脓肿

（一）临床特点

急性阑尾炎化脓坏疽或穿孔，如果此过程进展较慢，大网膜可移至右下腹部将阑尾包裹并形成粘连，形成炎性肿块或阑尾周围脓肿。细菌感染和阑尾腔阻塞是阑尾炎发病的两个主要因素。由早期炎症加重而致，或由于阑尾管腔梗阻，内压增高，远端血运严重受阻，感染形成和蔓延迅速，以致数小时内即成化脓性甚至蜂窝织炎性感染。阑尾肿胀显著，浆膜面高度充血并有较多脓性渗出物，部分或全部为大网膜所包裹。临床表现：患者多有右下腹疼痛，或者转移性右下腹疼痛病史，可有发热、恶心、呕吐等表现，也可有轻微腹泻等表现。少数患者可因大网膜压迫肠管，造成不完全肠梗阻症状。

（二）X 线表现

（1）钡剂造影检查可见右下腹包块与肠管粘连，不能分开；盲肠变形，边缘不规则，但黏膜皱襞无破坏，局部有压痛。

（2）盲肠有激惹征象，钡剂通过快，盲肠也可处于痉挛状态。

（3）盲肠局部可出现压迹，末端回肠可同时向上推移。

（4）若脓肿与盲肠相通，可使之显影，为肠道外不规则窦腔（图2-6）。

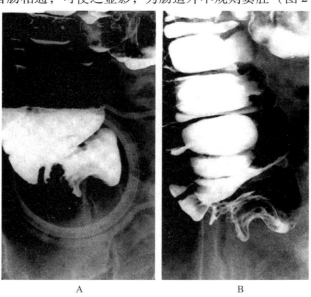

A　　　　　　　　　B

图 2-6　阑尾周围脓肿

盲肠下端管腔狭窄，见弧形压迹影，术后病理证实为阑尾脓肿

（三）鉴别诊断

根据上述阑尾脓肿的 X 线特点，结合临床，多数诊断应无困难，但少数病例由于临床表现复杂，须与下列回盲部病变鉴别：包括回盲部良、恶性肿瘤及炎性病变，有些表现与脓肿相似，但均有相应的临床及 X 线特点可资鉴别。如结肠癌时的肠腔狭窄、充盈缺损、形态恒定、管壁僵硬、黏膜破坏、无弧形压迹、能触及肠腔内包块，临床可有黏液血便等。炎性病变可见肠腔狭窄、短缩、牵拉移位及激惹等，且有弧形压迹及包块。

（丁元欣）

第三节　胆囊及胆管病变

一、慢性胆囊炎

（一）临床特点

慢性胆囊炎为常见病，是指胆囊慢性炎症性病变，大多为慢性结石性胆囊炎，占85%～95%，少数为非结石性胆囊炎，如伤寒带菌者。主要病理变化有胆囊壁增厚、瘢痕性收缩、囊腔缩小及其周围粘连等。本病可由急性胆囊炎反复发作迁延而来，也可慢性起病。临床表现无特异性，常见的是右上腹部或心窝部隐痛，食后饱胀不适，嗳气，进食油腻食物后可有恶心，偶有呕吐。在老年人可无临床症状，称无症状性胆囊炎。

（二）X 线表现

1. X 线平片

可见胆囊壁钙化、阳性结石，偶见有胆囊积气。

2. 造影

（1）胆囊明显缩小或扩大。

（2）胆囊轮廓不规则、平直或固定的屈曲改变。

（3）浓缩功能和收缩功能明显变差。

（4）胆囊"脂肪"征，即胆囊浆膜下大量炎性脂肪沉积。

（5）由于合并结石、胆囊管炎性闭塞或胆囊充满脓液，均可导致胆囊不显影（图 2-7）。

（三）鉴别诊断

由于慢性胆囊炎的临床症状不典型，临床常易误诊，以下疾病常被误诊为慢性胆囊炎，故应注意鉴别：①消化性溃疡；②慢性胃炎；③食管裂孔疝；④原发性肝癌；⑤胆囊癌。

二、胆囊结石

（一）临床特点

属于胆囊腔内可移动性的充盈缺损。由于结石的化学成分不同，可分为：①胆固醇结石，多为单发、圆形，较大的可透 X 线结石；②胆色素结石，常为多发、较小、无一定形态的可透 X 线结石；③胆固醇胆色素结石，可为单发或多发、大小形态不定的可透 X 线结石；④钙盐含量较多的混合结石，往往是多发、状如石榴样的不透 X 线结石。前 3 种称为阴性结石，X 线胆囊造影显示为可移动性的充盈缺损。

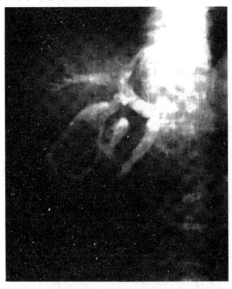

图 2-7 慢性胆囊炎
造影显示胆囊壁增厚、瘢痕收缩，周围组织粘连，内见低密度结石影

（二）X 线表现

1. 阳性胆结石

X 线平片即可发现。可单发或多发，呈多种形态，如圆形、类圆形、近方形，周围致密、中央较透亮的阴影。较大的结石常表现中间透亮，周围有向心性成层钙化改变。需与右上腹其他钙化影鉴别，必要时可做胆囊造影行进一步检查。

2. 阴性结石

需造影检查方可发现，表现为边缘光滑之负影，可移动，其大小、数目、形态依据结石而定，多发性结石影相互重叠呈蜂窝状。直立摄片检查，直径 2 mm 以下的小结石则沉积于胆囊底，呈一堆透亮阴影，或成层地漂浮在含造影剂的胆汁中，形成一层横贯胆囊的串珠样带状透亮区，称为浮形结石（图 2-8）。

（三）鉴别诊断

主要与肠腔积气影区别，与胆囊重叠的肠气影，其范围一般超过胆囊影之外，同时伴有明显的结肠积气，因此鉴别不难。若鉴别仍有困难，可在做造影检查时，视其阴影是否仍然存在，及其与胆囊的关系。还需与右侧肾结石鉴别，右肾结石有时与胆囊结石很难鉴别，但侧位片时，肾结石与脊柱重叠，而胆囊结石位于脊柱前缘，可资鉴别。

三、胆管结石

（一）临床特点

胆管结石是指肝内外胆管内有结石形成，是最常见的胆管系统疾病。

结石阻塞胆管引起胆汁淤滞，继发细菌感染而导致急性胆管炎发生。胆管反复炎症可造成局部管壁增厚或瘢痕性狭窄，而胆管炎症和狭窄又可以促进结石形成。胆管狭窄近端被动扩张，内压增高。临床上患者常出现上腹绞痛、寒战发热、黄疸，即夏科（Charcot）三联征。感染严重可出现休克和精神异常（Reynolds 五联征），症状反复，久之出现胆汁性肝硬化，继而出现门静脉高压症。

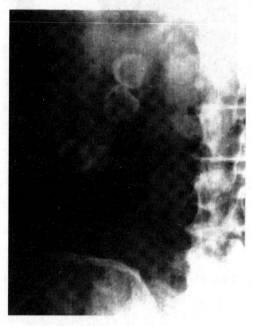

图 2-8　胆囊结石

胆囊内见多发、大小不等的结节样充盈缺损，胆囊壁粗糙

胆管结石分为原发性胆管结石和继发性胆管结石，原发性胆管结石是指在胆管内形成的结石，主要为胆色素结石或混合性结石。继发性胆管结石为胆囊结石排至胆总管，主要为胆固醇结石。根据结石所在部位分为肝外胆管结石和肝内胆管结石。肝外胆管结石多位于胆总管下端，肝内胆管结石可广泛分布于两叶肝内胆管，或局限于某叶胆管，其中以左外叶和右后叶多见。

（二）X 线表现

胆道 X 线检查主要表现如下。

1. 静脉胆道造影

造影剂经静脉注射或滴注进入血液循环，80% 与血浆白蛋白结合，10% 与红细胞表面的蛋白结合，循环至肝，与肝细胞小分子蛋白结合，由胆汁排出。常用造影剂有胆影钠、胆影葡胺、碘甘葡胺等。主要不良反应是低血压、过敏反应、肝肾功能损害等。轻度不良反应发生率为 5%～20%，对肝内胆管结石的诊断效果较差。随着 ERCP 及 PTC 的应用，临床较少用此法。

2. 术中胆道造影

可分为术中穿刺胆总管法、经肝内胆管法、T 形管法等。对肝内胆管结石，采用非手术治疗者不适合，但适用手术切除胆囊、术中造影诊断肝内胆管结石。其中 T 形管法是在胆囊手术中，切开胆总管，清除胆总管结石，做 T 形管引流。术后可经 T 形管注入泛影葡胺，观察胆总管及肝内胆管结石是否存在，图像清晰，对诊断肝内胆管结石有较大意义。

X 线所见：除有胆管扩张外，显示管腔有类圆形透亮区，其形态与胆囊结石相同。但需考虑胆管宽径正常，不一定能完全排除胆管内小结石的可能。再者，若用 T 形管行胆道造影，应避免将气体注入，因为气泡影可被误认为阴性胆管结石，必要时可重复造影检查（图 2-9）。

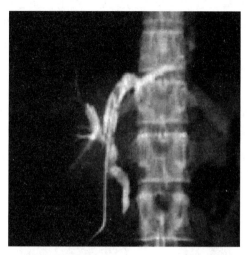

图 2-9　胆管造影
显示左肝内胆管类圆形低密度影，边缘光整

（三）鉴别诊断

胆管结石需与胆管肿瘤鉴别。胆管良性肿瘤极为少见，多见的胆管癌，阻塞端常有破坏、狭窄、僵直及不规则充盈缺损。胆管结石的阻塞端多为圆形充盈缺损，典型者则显示"杯口"状充盈缺损，无破坏、狭窄及僵直改变。胆管癌扩张的肝内胆管往往呈"软藤"状，而结石扩张的肝内胆管则显示"枯枝"状，两者表现不同（图 2-10）。

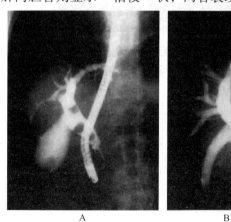

A　　　　　　　B

图 2-10　胆管结石 ERCP 造影
显示类圆形充盈缺损，边缘光整，肝内胆管则显示"枯枝"状

四、胆管肿瘤

(一) 临床特点

近50%肝外阻塞的患者是由非结石性因素引起的，其中以恶性肿瘤最为多见。这些恶性肿瘤大多数发生于远端胆总管所在的胰头部，少数发生于肝胰壶腹部、胆管、胆囊和肝内。转移性肿瘤和淋巴结阻塞胆管的现象极为少见。发生在胆管的一些良性乳头状瘤或绒毛状腺瘤也可阻塞胆管。早期肿瘤较小时，多无临床症状。随着胆管阻塞的症状和体征进行性加重，可见黄疸、不同程度的腹部不适、厌食、体重下降、皮肤瘙痒，腹部可触及包块或胆囊等，但寒战、高热少见。

(二) X线表现

早期多为偏侧性充盈缺损而造成胆管狭窄，其范围多在1 cm以下，边缘光滑者应考虑为良性肿瘤，边缘不规则者多为癌，同时伴有狭窄上端胆管扩张；晚期则胆管不显影。本病术前X线确诊者少见，经皮肝脏穿刺可提高本病的诊断率（图2-11）。

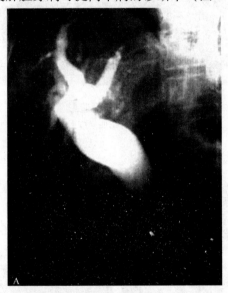

图 2-11　胆管癌胆管造影
胆总管下端梗阻，上端扩张，肝内胆管也扩张呈"软藤"状

(三) 鉴别诊断

胆管肿瘤需与胆管结石鉴别。胆管癌阻塞端常有破坏、狭窄、僵直及不规则充盈缺损。胆管结石的阻塞端多为圆形充盈缺损，典型者则显示"杯口"状充盈缺损是其特征，无破坏、狭窄及僵直改变。胆管癌扩张的肝内胆管往往呈"软藤"状，而结石扩张的肝内胆管则显示"枯枝"状，两者表现不同。结节型胆管癌影像学有时需与胆管良性肿瘤如乳头状腺瘤相鉴别，后者少见，其在胆管内可形成广基底或带蒂的充盈缺损，轮廓光整，胆管壁光滑无内陷。而浸润型胆管癌所致胆管不规则狭窄，管壁粗糙、僵硬，与硬化型胆管炎累及范围较长、管腔狭窄、管壁光滑的影像也不同。

（丁元欣）

—— 第三章 ——

泌尿系统疾病 X 线诊断

第一节　泌尿系统结石

一、肾结石

（一）常见症状与体征

肾区疼痛伴肋脊角叩击痛、血尿。

（二）X 线表现

X 线平片显示肾盂肾盏内均匀致密影，肾盂饱满，肾盏杯口圆钝变形，肾脏轮廓较小。静脉肾盂造影片显示肾盂肾盏形态与 X 线平片一致，健侧肾盂肾盏显影形态正常。输尿管及膀胱充盈显影正常（图 3-1）。

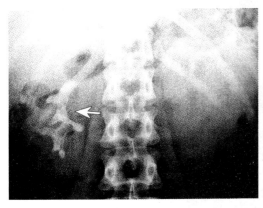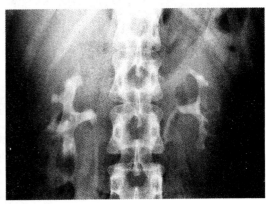

图 3-1　肾结石

（三）诊断要点

（1）X 线平片显示肾窦区及其附近单个或多个致密影。

（2）IVU 显示肾盂、肾盏积水，不显影或延迟显影。

（3）阴性结石肾盂肾盏内有充盈缺损。

（四）鉴别诊断

1. 结核的钙化

后者在肾皮质内，有相应肾盏的破坏。

2. 胆石症

胆性结石位置偏前，肾结石位置偏后，与脊柱重叠。

二、输尿管结石

（一）常见症状与体征

肾绞痛，间歇性血尿。镜检可见尿液红细胞阳性，肉眼血尿。

（二）X 线表现

尿路 X 线平片显示横突旁"粒状"致密影，边缘光滑，逆行造影相对应的位置造影剂截断，肾盂、肾盏积水（图 3-2）。

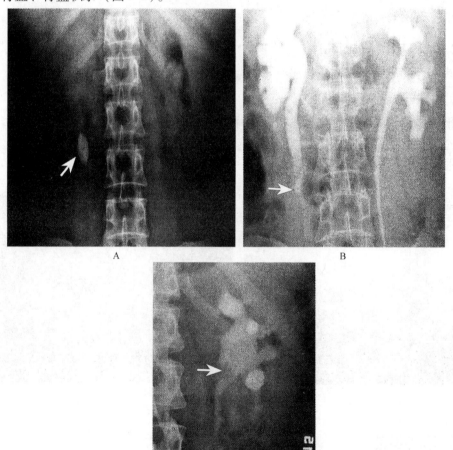

图 3-2　输尿管结石

（三）诊断要点

（1）X 线平片常呈圆形、类圆形、枣核形等，位置与输尿管行径相符。

（2）结石嵌顿于输尿管生理狭窄处。

（3）造影表现为肾盂、肾盏显影延迟；肾实质显影密度高；肾盂、肾盏积水。

（4）阴性结石在静脉肾盂造影或逆行尿路造影时，可见输尿管扩张，充盈缺损，呈杯口状改变，在同一部位中断，输尿管中断处 X 线平片上无表现。

（四）鉴别诊断

结石常与肠袋及骨组织影相重叠而不易确定，须与淋巴结钙化、盆腔静脉石、胰腺钙化、横突端骨影等相鉴别。

三、膀胱结石

（一）常见症状与体征

排尿突然中断，疼痛放射至远端尿道及阴茎头部（男性），伴排尿困难和膀胱刺激症状。常有终末血尿，小便困难，日间较甚。小腹胀痛，排尿时刺痛。

（二）X 线表现

膀胱区内椭圆形致密影，边缘光滑（图 3-3）。

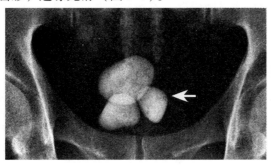

图 3-3 膀胱结石

（三）诊断要点

（1）X 线平片显示小骨盆中部圆形、椭圆形致密影，随体位而移动。

（2）造影显示膀胱内充盈缺损。

（四）鉴别诊断

（1）输尿管下端结石较小，长轴与输尿管走行一致，位置偏高、偏外。

（2）前列腺结石通常为两侧性多发，位于耻骨联合附近。

（高 波）

第二节　肾结核

一、常见症状与体征

尿频、尿急、尿痛，终末血尿，脓尿，腰痛和肾区肿块。

二、X线表现

肾上极肾盏顶端杯口边缘不齐如虫蚀状，密度不均匀，与之相连的肾盏、肾盂部分变形狭窄（图3-4）。

三、诊断要点

（1）X线平片显示肾轮廓增大突出。

（2）肾区钙化或自截肾（图3-4C）。

（3）造影肾实质破坏形成空洞，与邻近肾盏相通，小盏的外侧有造影剂呈湖状或云絮状（图3-4B）。

（4）肾小盏破坏形成狭窄（图3-4A）。

（5）肾盂、肾盏不显影或显影延迟。

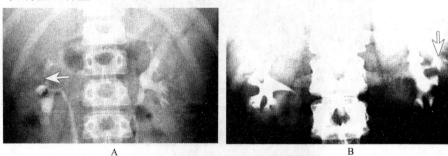

A　　　　　　　　　　　　　　B

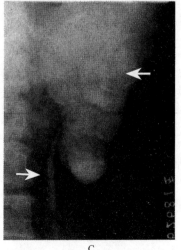

C

图3-4　肾结核

四、鉴别诊断

1. 肾的钙化与肾结石鉴别

后者多在肾盂肾盏内，密度较高，边缘清晰，侧位与脊柱重叠。

2. 肾结核的血尿与非特异性膀胱炎的血尿鉴别

前者尿呈酸性，尿蛋白阳性，有较多红细胞和白细胞，可找到抗酸杆菌，红细胞沉降率较快，有肺结核病史。

（高　波）

第二篇

CT 诊断

第四章

乳腺疾病 CT 诊断

第一节 乳腺 CT 检查方法

一、乳腺 CT 检查的适应证

CT 不宜作为乳腺疾病的常规检查方法，但在某些情况下，CT 检查仍有较大的帮助。根据文献及笔者的经验，适合于 CT 检查的情况如下。

1. 鉴别良、恶性病变

CT 对乳腺不仅可作静态的解剖学观察，而且通过增强扫描还可作动态观察。乳腺癌组织中血运丰富，增强扫描 CT 值明显升高（图 4-1）。当 X 线平片不易鉴别病变的良、恶性且无立体定位穿刺设备时，可行 CT 检查帮助确定良、恶性。

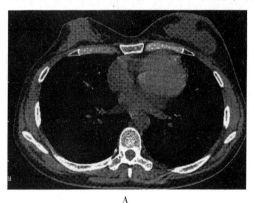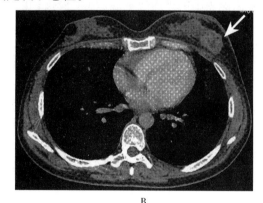

A   B

图 4-1　左乳单纯癌

A. CT 平扫，显示左乳外侧象限实性肿块；B. 增强 CT，显示左乳实性肿块明显不均匀强化（箭头），与腺体密度相似，皮肤增厚

2. 对致密型乳房的观察

在致密型或有结构不良的乳房中，病变常被掩盖而难以在钼靶 X 线片中显示。通过 CT 分层观察则有利于发现被隐蔽的病灶（图 4-2）。

3. 对特殊部位病灶的诊断

位于乳腺高位、深位或腋尾部的病变，用加压钼靶 X 线摄影常难以使病灶被投照在胶片上或仅有部分边缘被投照在胶片上，造成诊断上的困难，此时宜行 CT 检查，可使病灶被完整地显露。

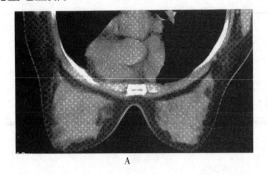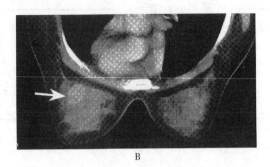

图 4-2　左侧乳腺癌平扫与增强 CT 对比

A. CT 平扫，显示左乳腺体致密、饱满，肿块被腺体掩盖，难以显示；B. 增强 CT，显示左乳腺体中央可见明显强化的肿块影，与正常腺体密度明显不同（箭头）

4. 鉴别乳腺囊性和实性肿物

CT 图像可根据 CT 值的测量，明确区别乳腺的囊肿性病变和实性肿物。

5. 判断淋巴结有无转移

腋淋巴结以胸小肌为标志分为 3 组，分别为胸小肌外侧（腋下）组、胸小肌后侧（腋中）组、锁骨下（腋上）组。乳腺癌易有腋淋巴结转移，而 CT 是发现腋淋巴结增大的最佳手段，尤其对胸小肌后侧组淋巴结的检出，优于临床触诊，但假阴性率仍稍高。此外，位于乳腺内侧象限的癌瘤应常规做 CT 检查，因该区肿瘤易有内乳区淋巴结转移，只有 CT 检查方可确定有无内乳区淋巴结增大（图 4-3）。

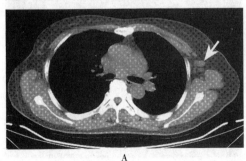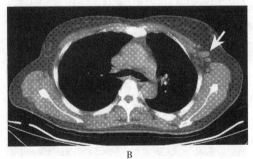

图 4-3　左侧乳腺癌所致淋巴结肿大

A. CT 平扫，显示左腋下多发肿大淋巴结（箭头），CT 值 26 Hu；B. 增强 CT，显示肿大淋巴结有强化，CT 值增加约为 35 Hu

6. 了解肿瘤侵犯深度

当病灶较深，临床上需了解肿瘤是否已侵犯胸大肌及胸壁，CT 也是可靠的检测手段（图 4-4）。

7. 乳腺癌术后随访

CT 是观察乳腺癌术后局部复发及发现早期胸部转移（包括纵隔、肺及胸膜转移）的优选影像学手段，是其他检查方法所无法比拟的（图 4-5）。

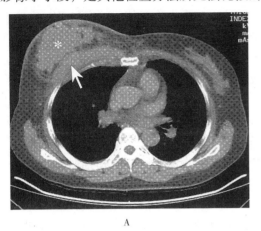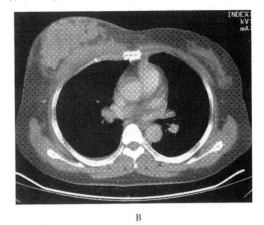

图 4-4　右侧乳腺癌侵犯胸壁

A. CT 平扫，显示右乳腺不规则肿物（星号），右胸大肌受侵犯（箭头）；B. 增强 CT，显示右乳腺肿物不均匀
强化，右胸大肌增厚影也有强化

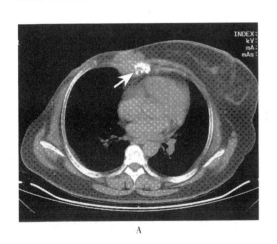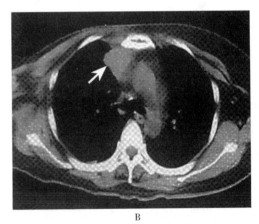

图 4-5　右侧乳腺癌术后转移

A. CT 平扫，显示右内乳区肿大淋巴结，伴相邻胸骨体右缘骨质破坏（箭头）；B. CT 平扫，显示右上纵隔淋巴
结转移（箭头）

8. 乳房成形术后评价

CT 图像可清晰显示乳房成形术后，无论是用硅酮、可膨胀凝胶还是腹部脂肪带腹直肌
皮瓣重建术，植入体的位置是否恰当，有无逸漏以及有无并发症等，同时还可观察到乳腺组
织内有无癌瘤。

二、乳腺 CT 普通扫描

1. 患者体位

患者扫描体位可分为仰卧位、俯卧位及侧卧位 3 种。仰卧位扫描与常规胸部扫描体位相
同，被检查者面向上平卧于检查床上，双臂上举，屈曲抱头，自双乳下界向上连续扫描至腋

窝顶，可以同时显示腋窝、内乳区、纵隔内淋巴结有无转移征象，双肺有无转移及胸壁受侵犯情况，与俯卧位相比更宜于行增强扫描，而仰卧位由于重力作用使得乳房扁平，病灶不如侧卧位或俯卧位显示得好，同时对乳房后部结构的观察逊于俯卧位。俯卧位扫描时，检查者俯卧于检查床上，双臂上举，身体下方垫放一预先设计好的凸面装置，并在相当于双乳位置开两个窗，内放两支水囊，乳腺悬垂于两囊内或于乳房上下方各垫一块泡沫，使乳房自然下垂。俯卧位扫描时，乳房因重力下垂，有利于显示乳房后部结构、乳后脂肪间隙和胸壁间脂肪间隙。侧卧位扫描一般较少使用，患侧乳房在上，其图像与常规头尾位乳腺 X 线投照图像相似，受呼吸影响较小，对乳腺病灶显示较好，但不利于定位及双侧乳腺结构对比。目前多数应用仰卧位作为乳腺 CT 检查的常规扫描体位（尤其是需要行增强扫描时），俯卧位投照对小而松弛的乳房最为合适。

2. 扫描层面

自双乳下界开始向上连续扫描直至腋窝顶，层厚及层间距均为 10 mm，需要时插入 3 mm 或 5 mm 层厚及层间距。

3. 扫描条件

120 ~ 180 kV，80 ~ 180 mA，1.8 ~ 4.8 秒，平静呼吸下，呼气末闭气后扫描。窗宽 300 ~ 600 Hu，窗位 0 ~ 60 Hu，扫描视野直径为 20 cm。

三、乳腺 CT 增强扫描

1. 造影剂的选择

常用的造影剂分为离子型及非离子型两种。水溶性离子型造影剂包括 60% 泛影葡胺及 65% Angiografin 等。该类药物费用较低，但不良反应发生率较高，对碘剂或药物过敏者，哮喘、糖尿病及心脏病患者应禁用或慎用。非离子型造影剂不良反应发生率较低，但价格较贵，主要有 Omnipaque、Ultravist、Iopamiro 等。

2. 增强扫描方法

（1）静脉内快速滴注：30% 造影剂 300 mL，10 分钟内滴完。滴注完毕后扫描。

（2）静脉内团注法注入：60% 造影剂 100 mL，造影剂注射完毕后即行 CT 扫描。

（3）乳腺动态强化扫描：平扫发现乳腺病变后取病灶中心区做同层动态扫描。经肘静脉 15 秒内注入 60% 造影剂 70 mL，时间从注射造影剂开始计算，分别于 15、30、60、90、120、180、300、420 和 480 秒进行扫描。完毕后，测量相应层面和相同区域的最高 CT 值，绘出时间—密度曲线，并根据曲线的上升形态分为 3 种。

1）速升—平台—缓降型：为乳腺癌所特有。高峰出现早，为 60 ~ 180 秒，高峰出现后肿瘤区 CT 值略下降，持续至 8 分钟内，CT 值变化范围小，类似平台。8 分钟后，CT 值逐渐下降。

2）渐进上升型：多见于纤维腺瘤。CT 值呈渐进式上升，曲线高峰出现时间在 6 ~ 8 分钟。

3）曲线起伏较小型：为增生性乳腺病动态曲线类型。不同时间检测 CT 值变化较小。

（王俊峰）

第二节　正常乳腺的 CT 表现

一、正常乳腺的解剖学及组织学

乳腺的上界在 2~3 前肋水平，下达 6~7 前肋水平，内缘达胸骨旁，外缘至腋窝前线，并可突入到腋窝内，称为乳腺的腋尾部。乳腺位于胸骨两侧的胸大肌表面，两侧外形基本相似，但非绝对对称。实际上，乳腺的范围可有很大的变异，其形态及发育程度由于年龄及生理时期的不同而异。乳腺是好存积脂肪的器官，故妇女的胖瘦对乳腺体积影响很大。未生育的年轻妇女，乳腺呈圆锥状，已生育及哺乳后的妇女，乳腺多趋于下垂而稍见扁平。绝经期后的老年妇女乳腺趋向萎缩，体积缩小，且松软。男性乳腺是不发育的，为一残余的器官，含乳头、少许残余导管、脂肪及少许纤维组织间质。

乳腺的中央为乳晕，乳晕的中央为乳头，年轻未生育妇女的乳头位于第 4~5 前肋间水平，乳晕和乳头的大小因人而异。乳头顶端有 15~25 个小孔，为输乳孔，与输乳管相连。乳晕处有散在针尖大小的小丘，称为乳晕腺或 Morgagni 小结，属皮脂腺范畴。妊娠时此腺体增大凸起，变得甚为明显。

乳腺主要由输乳管、乳叶、乳小叶、腺泡以及位于它们之间的间质（脂肪组织、纤维组织、脉管等）5 部分构成。成人乳房内共有 15~20 支乳管系统，它们起自乳头皮肤的开口部向乳房内部呈放射状延伸。

乳腺的筋膜：乳腺组织位于皮下浅筋膜的浅层与深层之间。浅筋膜的浅层纤维与皮肤之间有网状束带相连，称为乳腺悬吊韧带，又名 Cooper 韧带。在浅筋膜深层与胸大肌筋膜之间，组织疏松呈空隙状，称为乳腺后间隙。

乳腺的血管：乳腺的血供主要来自 3 部分：即由内乳动脉分出 1~4 穿支供应乳腺内侧；腋动脉的胸支供应乳腺外侧；肋间动脉的乳房支供应乳腺后部。

乳腺的静脉引流可分为浅层与深层两种。浅层者位于皮下与浅筋膜的浅层之间，分别注入内乳静脉和颈前静脉。深层静脉则有 3 组。①第一组，内乳静脉的穿行支，它是乳腺内最大的静脉。此组静脉随后注入同侧的无名静脉而抵达肺部。瘤栓也可经此路抵达肺脏，故为乳腺癌肺转移的第一个途径。②第二组，引流至腋静脉组。此组静脉的粗细及分布可有变异，自腋静脉再经锁骨下静脉、无名静脉而抵达肺脏，为肿瘤转移至肺的另一个途径。③第三组，乳腺静脉直接引流入肋间静脉，此组静脉很重要，因为它与椎静脉相通，瘤栓可经此途径造成脊椎、颅骨、骨盆、脊髓、肱骨、股骨等处的转移，另外此组静脉血流也可注入奇静脉，再经上腔静脉而达肺部，故为造成乳腺癌肺转移的又一个途径。

乳腺的淋巴管：乳腺内部的淋巴管极其丰富，它起始于腺泡周围的毛细淋巴间隙，由腺泡沿各级乳管达乳晕下，组成乳晕下淋巴丛。其后即向乳腺的周围引流，主要引流到腋窝部淋巴结。乳腺内侧部则主要由内乳线路引流到内乳淋巴组，少数可引流到锁骨上淋巴组。

二、各种生理因素对乳腺结构的影响

妇女一生中内分泌的变化将始终影响乳腺结构的变化，它可经历初生期、青春期、月经期、妊娠期、哺乳期、绝经期和老年期等。

1. 初生期

初生儿由于受母体和胎盘内激素的影响，在生后第3、第4天即可见乳腺的生理性活动，乳腺呈暂时性增大，经1~3周后"肿胀"才逐渐消失。男性幼年期乳腺的静止状态较女性完全。

2. 青春期

此期起自性变化开始，至性成熟为止，历时3~5年。一般在15岁时，乳房的发育已较明显，可称成熟。

女性乳房、乳头及乳晕于青春期逐渐增大，乳房逐渐隆起，发育成均匀的半圆形，乳头及乳晕也相应增大。组织学上，乳房的增大主要是由于纤维间质的增生及脂肪的存积，同时有乳管的延长、分支及扩张。随着脂肪存积量的增加，使乳房与胸肌及皮肤分隔开。上述改变持续至月经来潮即排卵时止。

男性乳腺的青春期变化较女性为迟，且反应轻微而不规则，期限也短。乳房稍突出，在乳头下可触及纽扣大的腺体，较硬，有轻度触痛，乳头敏感。此种改变一般在一年至一年半后即退化消失。若男性乳房继续增大或持续增大超过一年半的期限，应考虑为异常，称为男性乳房肥大症。

3. 月经期

乳腺随正常月经周期而有所变化。月经来潮前，乳腺常增大、发胀、变硬，触之有小结节感，并常伴有疼痛或触痛。进入经期后，乳腺即变软及变小，疼痛及触痛减轻或消失。在月经周期中，乳腺的组织学变化难以完全肯定，但总的来说，在月经周期中，乳腺的组织学变化可分为增生期和退化复原期两个时期。①增生期：始于月经结束后数天，延续到排卵期即下次经潮前。此期特征为乳管扩张，乳腺导管上皮增生，乳管周围组织水肿，淋巴细胞增多。②退化复原期：起自经潮之日或潮前不久，延续到第7或第8天止。特征为末端乳管及小叶上皮萎缩、脱落、管腔消失，分泌物不见。管周纤维间质紧缩，淋巴细胞浸润减少。结缔组织内水分吸收，故乳房变软、缩小。

4. 妊娠期

怀孕后第5、第6周，乳房开始增大，直到妊娠中期，乳房增大最快。浅静脉扩张，乳头及乳晕也相应增大，表皮增厚，着色加深，乳晕突出。组织学上，在妊娠的最初3个月，乳腺上皮增生，尤其是乳腺小导管末端细胞增生更为明显。周围结缔组织中出现游走细胞及幼稚的成纤维细胞。在妊娠的中期3个月，乳腺小叶增多、增大，小叶内腺泡可含有少量分泌物。周围结缔组织疏松，可见淋巴细胞浸润。到妊娠的最后3个月，腺泡呈进行性扩张，分泌物量也增加。小叶间的结缔组织减少，多数管周纤维组织消失。毛细血管扩张、增多。乳管及小叶系统皆有扩张。

5. 哺乳期

自产后至泌乳前，乳房显著胀痛，一旦哺乳，症状顿消。授乳期，乳腺小叶及其导管有分泌和贮存乳汁两个功能。分泌发生在被覆于扩张腺泡分泌上皮细胞中。乳腺小叶被致密结缔组织带分隔，在结缔组织内可见较大的血管。扩张的乳管系统则作为储存器。

分娩后若不授乳，则数天后可出现退化改变。若授乳，一般在第9或第10个月后分泌减少，趋向退化。腺泡萎缩，数目减少，乳管萎陷，淋巴细胞浸润，结缔组织增生。

断乳后的乳房常呈松软或下垂状。上述退化改变一般在数日内即恢复到妊娠前状态，个别部分可见残余的泌乳，其或延续数年之久。

6. 绝经期

临近绝经期的妇女，乳腺的上皮结构及间质即开始出现退化。虽然此时乳房可因脂肪沉着反而增大，但腺体组织则逐渐减少，纤维组织变得日益致密且玻璃样变。乳管及其主要分支仍保留，但乳腺小叶缩小、萎陷，偶仍可有腺泡样结构存在。

7. 老年期

为乳腺退化、萎缩的最后阶段。乳腺间质日益增多、致密及硬化，较小的血管及乳管可被玻璃样变的结缔组织所闭塞。在玻璃样变的结缔组织中偶可见钙化。

三、正常乳腺的 CT 表现

正常乳腺除乳头、皮肤外，主要由乳导管、腺体及间质（包括纤维组织、脂肪、血管及淋巴管等）3 部分组成。判断时除应注意运用双侧对比外，尚需结合年龄、临床情况及体检所见。

1. 乳头及乳晕

乳头位于乳房顶端和乳晕的中央，在仰卧位 CT 片上，乳头可能呈扁平形或甚至稍有凹陷而无任何病理意义。而对于因乳腺癌或其他病变引起的乳头回缩可以通过对比双侧乳腺来观察。

乳头周围皮肤有色素沉着部称为乳晕，呈盘状。在 CT 片上，乳晕区的皮肤厚度为 0.06 ~ 0.3 cm，比乳房其他部分的皮肤要厚。乳晕表面因有 Montgomery 腺，有时看见微小的突起。

2. 皮肤

皮肤覆盖在整个乳房表面，呈线样阴影，厚度一致。一般正常皮肤的厚度为 0.05 ~ 0.10 cm。在 CT 诊断中，确定皮肤有无病理性增厚或萎缩，最好是以同侧乳晕处皮肤为基准，或与对侧同部位做比较，即乳晕处皮肤应是最厚的。若其他处皮肤厚于乳晕处，则应视为异常。

3. 皮下脂肪层

皮肤与浅筋膜浅层间的脂肪组织构成皮下脂肪层，此层宽度随年龄及胖瘦而异。肥胖者乳房脂肪沉着较多，此层也相应增宽，青春期及处女型乳房此层较薄，但一般平均宽度在 1 cm 以上。CT 片上，此层表现为高度透亮阴影，CT 值 –110 ~ +80 Hu，在乳房的皮下脂肪层中可以见到静脉阴影，强化后静脉血管影显示更为清楚。此外，在此层中还能见到或粗或细的悬吊韧带阴影，在 CT 图像表现为皮下脂肪层内位于浅筋膜浅层、尖端指向皮肤的锯齿状结构，在乳房上半部最易显示。发育良好的悬吊韧带表现为狭长的三角形阴影，三角形基底位于浅筋膜浅层上，尖指向乳头方向。某一悬吊韧带的增密、增粗或走行方向异常应考虑有病理意义。可能是增生、炎症或癌瘤的侵犯而造成。

浅筋膜浅层在 CT 图像表现为连续而纤细的线样阴影，介于皮下脂肪层与乳腺组织之间。此线样阴影有时呈锯齿状。

4. 乳导管

正常人有 15 ~ 20 支大导管，开口于乳头，以放射状向乳腺深部走行，终止于腺泡。在 CT 图像表现为乳晕下方扇形结构，放射状向乳腺深部走行，经 2 ~ 3 cm 后即不能见到。各乳导管间有脂肪分隔。乳导管在老年脂肪型乳房中显影最为清晰，数目也最多。

5. 腺体

每一支乳管系统构成乳腺的叶，每一乳叶又分为许多小叶，小叶内含众多的腺泡，在叶与小叶之间则有以纤维组织为主的间质。乳腺实质包括输乳管、乳叶、乳小叶及腺泡，伴同位于它们之间的纤维组织和脂肪组织，在CT图像表现为浅筋膜浅、深两层间致密的或多或少含有脂肪岛的软组织影，边缘多较模糊，其CT值依照生理分期的不同分别为：幼年期（18.22 + 7.70）Hu，青春期（19.8 ± 8.17）Hu，哺乳期（14.46 ± 6.38）Hu，哺乳后绝经前期（17.09 ± 8.48）Hu，绝经期（12.11 + 9.04）Hu。正常乳腺组织增强后增加的CT值为（11.90 + 6.80）Hu，均小于20 Hu。年轻妇女因腺体及结缔组织多较丰富，故多数表现为整个乳房呈致密阴影，缺乏层次对比。随着年龄增加，腺体萎缩，纤维组织减少，并由脂肪组织取代，整个乳房显示密度减低，层次及对比也较为清晰（图4-6）。

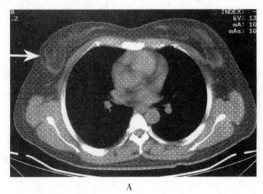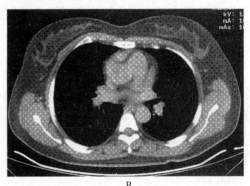

图4-6　正常乳腺

A. CT平扫，显示皮肤、皮下脂肪层、悬吊韧带（箭头）与腺体组织；B. 增强CT，显示腺体组织轻度强化，CT值增加约为10 Hu

6. 乳后脂肪间隙

浅筋膜深层与胸大肌筋膜之间的间隙称为乳后间隙，内含疏松结缔组织及脂肪，在CT图像上表现为乳腺实质与胸壁肌肉间的窄带状或线状脂肪密度区，其宽度随年龄及胖瘦而异。乳腺癌患者若肿瘤附近的乳后脂肪间隙浑浊或消失则提示癌瘤可能侵犯胸壁。

7. 血管

CT图像在乳腺上部的皮下脂肪层中多能见到静脉阴影。未婚妇女静脉多较细小，生育及哺乳后，静脉增粗。在老年脂肪型乳腺中，血管影显示最为清晰，有时可见到迂曲走行的动脉阴影，在增强扫描中血管显示更明显。

四、各种生理因素对乳腺CT表现的影响

1. 年龄

青春期的乳房因含有丰富的腺体组织和结缔组织，而脂肪组织却较少，故CT片上表现为腺体致密，内有少量脂肪岛，皮下脂肪层较薄，血管影较稀少，乳后脂肪间隙较薄。悬吊韧带呈锯齿状，乳导管呈扇形（图4-7）。

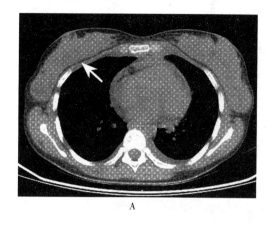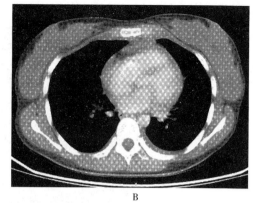

A   B

图 4-7　青春期正常乳腺

A. CT 平扫，显示腺体致密，脂肪岛稀少，皮下脂肪层及乳后脂肪间隙较薄（箭头）；B. CT 增强，显示腺体轻度均匀强化，血管影稀少，CT 值增加约为 10 Hu

妊娠哺乳期以后或在绝经期前后，腺体及纤维组织退化，渐被脂肪组织代替，此时乳房大部均为透亮的脂肪成分，并且可以清楚看到"乳腺小梁"及血管阴影。若患者终身不育，此种腺体及纤维组织退化、萎缩的过程可能并不完全，因而在 CT 图像尚可看到散在斑点状的致密阴影，为残存的乳管或腺泡以及纤维组织所形成，边缘模糊不清，多局限于乳晕下或外上方，或较弥漫分布于乳房大部。

2. 月经周期

尽管月经来潮前，乳房体积可因乳房内水分潴留而有所增大，但月经前后乳腺内脂肪组织与纤维腺体组织之间的组成比例多无明显改变，故月经前后的 CT 表现也大致相同。但在少数上皮细胞及乳管周围结缔组织显著增生的病例，经期前 CT 图像可见乳腺腺体的致密影增多，密度也增高，并在经后 1 周内逐渐复原。

3. 妊娠和哺乳

在怀孕的第 5、第 6 周开始乳管及上皮细胞高度增生，乳房开始逐渐增大。CT 图像显示乳房增大，腺体致密并逐渐占据整个乳房，皮下脂肪层变薄。哺乳期时 CT 表现为乳房增大，有时可见皮下脂肪层内增粗的血管影，腺体致密，腺体与脂肪成分的比例和哺乳时间长短成反比。即哺乳时间越长，腺体越少，脂肪组织越多；皮下脂肪层变薄甚至消失。悬吊韧带观察不清。扩张的乳导管在乳头下方聚集成一个较宽的扇形结构，乳晕皮肤增厚（图 4-8）。

五、正常乳腺的 CT 分型

由于正常乳腺的 CT 表现个体差异很大，故目前尚无统一的分型标准。根据 Wolfe 分型法，将乳腺分为 5 型。

1. N1 型

CT 图像显示乳腺结构几乎全部由脂肪组织组成，只残留致密索条状乳腺小梁，皮下脂肪层和乳后脂肪间隙分界不清，皮下脂肪层内可见血管影，悬吊韧带隐约可见，乳导管呈索条状。随着年龄不同，其表现也略有不同。年轻妇女有时可见一些残存的致密区。在 30 岁以上的妇女中，呈此型表现者约占41.4%（图4-9）。

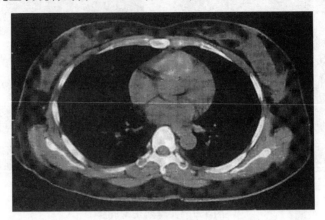

图4-8 哺乳期乳腺

CT平扫，显示双侧乳房增大，腺体致密

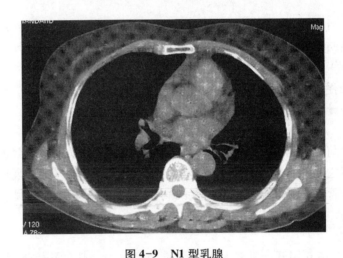

图4-9 N1型乳腺

CT平扫，显示乳腺几乎全部由脂肪组织组成，仅残留少量乳腺小梁

2. P1型

　　CT图像乳腺腺体组织大部分或部分被脂肪取代，脂肪在腺体内呈分隔状或蜂窝状，在每个分隔或蜂窝的中央有一点状高密度区，此影像是扩张的乳导管及导管周围增生的胶原组织形成的。残留的腺体多位于外侧，有时乳腺结构紊乱，呈磨玻璃样变，边缘较模糊，其范围不超过全乳体积的1/4。皮下脂肪层和乳后脂肪间隙分界清楚。在30岁以上的妇女中，约26%呈此型表现（图4-10）。

3. P2型

　　与P1型的表现大致相似，但其累及范围较广，超过全乳1/4，甚至遍布全乳。CT图像显示腺体致密，边缘模糊，仅有少量脂肪浸润，皮下脂肪层和乳后脂肪间隙较薄，悬吊韧带消失，乳导管呈扇形或索条状。P2型与P1型一样，在30岁以上的妇女中占26%（图4-11）。

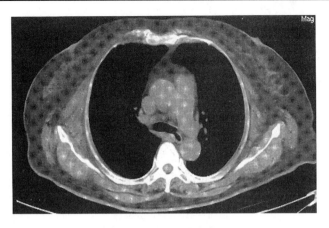

图 4-10　P1 型乳腺

CT 平扫，显示乳腺部分由脂肪组织取代，乳腺结构紊乱，边缘模
糊，残留腺体多位于外侧

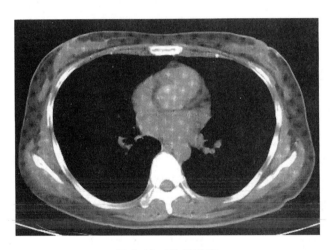

图 4-11　P2 型乳腺

CT 平扫，显示腺体致密，仅少量脂肪浸润，皮下脂肪层及乳后脂
肪间隙较薄

未曾生育过的妇女，到老年时常呈 P1 或 P2 型表现。

4. DY 型

表示乳腺实质的密度普遍增加，CT 图像显示腺体致密，占乳腺大部或全部。在致密区
之间可有少量脂肪岛，皮下脂肪层和乳后脂肪间隙显示清楚，其厚薄取决于个体胖瘦，纤细
的悬吊韧带隐约可见，乳导管呈致密扇型。30 岁以上妇女约 7.0% 呈此型表现。组织学上此
型常有韧带样纤维增生、腺病及小的囊性增生，某些病例还有上皮的增生或不典型增
生（图 4-12）。

5. QDY 型

CT 表现与 DY 型相同，但患者年龄多在 40 岁以下。青春期女性多属于此型。随年龄增
加，经生育、哺乳后，QDY 型可转变为其他类型。

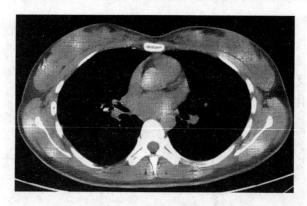

图 4-12　DY 型乳腺

CT 平扫，显示腺体致密，占据乳腺大部分

（王俊峰）

第三节　乳腺良性病变

一、乳腺炎性疾病

（一）乳腺炎

乳腺炎分为急性乳腺炎、慢性乳腺炎和乳腺脓肿。多见于哺乳早期，特别是初产妇的产后 3~4 周。本病多为单侧，仅累及一个腺叶，也可扩散到其他腺叶。病原菌常为金黄色葡萄球菌，少数为链球菌，主要感染途径有二：第一，细菌自擦破的乳头进入，沿淋巴管蔓延至间质内，引起化脓性蜂窝织炎；第二，细菌自乳头侵入后沿乳管至乳腺小叶，在乳腺小叶中迅速繁殖，导致急性炎症。若急性炎症治疗不及时或治疗不当而发生坏死、液化，大多数可转为慢性乳腺炎和乳腺脓肿，少数乳腺脓肿来自囊肿感染。

1. 临床特点

急性乳腺炎患者有典型症状及体征：患者可有寒战、发热，患乳肿大，表面皮肤发红、发热，并有跳痛及触痛，常可合并同侧腋下淋巴结肿大、压痛。炎症区可很快发生坏死、液化而形成乳腺脓肿，脓肿可向外溃破，穿破皮肤，如引流不畅可形成乳瘘，向深部可穿至乳腺后间隙的疏松结缔组织中，形成乳腺后脓肿；也可穿入乳管，使脓液经乳管、乳头排出。当病变加重时，乳腺出现肿块，深部脓肿局部表现常不明显，以局部疼痛和全身性症状为主。实验室检查常有白细胞总数及中性粒细胞百分比升高。

2. CT 表现

急性乳腺炎 CT 平扫表现为片状不规则高密度影，边缘模糊，密度不均匀，常累及乳腺的某一区段或全乳，正常导管腺体组织分辨不清。CT 值多在 30 Hu 左右，患处表面的皮下脂肪层可显示模糊、浑浊，并出现较粗大的网状索条影，皮肤显示有水肿、增厚。CT 增强扫描常可显示患乳血运增加，病变区常稍有强化，但与健侧正常乳腺组织强化程度相似。偶有斑点状不规则强化影。慢性乳腺炎 CT 表现类似较局限的急性乳腺炎，皮肤增厚则较急性乳腺炎时局限而轻微，随着炎症日趋局限，边缘则渐变清晰。当乳腺脓肿形成时，CT 平扫表现为边界清晰或部分清楚的低密度区，CT 值平均在 10 Hu 左右，呈类圆形，边缘脓肿壁呈高密度影，CT 值可达 30~40 Hu。增强扫描显示脓肿壁呈明显双环强化，CT 值最多可增加 50 Hu，壁厚薄不一，脓腔强化不明显。若脓腔内有气体出现可见更低密度区或液气平面影。少数慢性乳腺炎无脓肿形成而呈现为慢性肉芽肿改变。CT 表现为结节状密度稍高影，强化明显，边缘也可伴有长短不一的纤细索条影，而酷似乳腺癌的表现（图 4-13）。

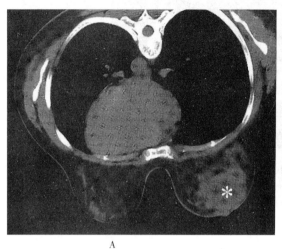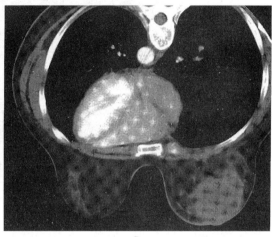

A   B

图 4-13　右乳脓肿

A. CT 平扫，显示右乳囊实性肿物（星号），密度不均匀，边缘尚清楚，局部皮肤增厚、粘连，皮下脂肪层出现较粗大的网状索条影；B. 增强 CT，显示右乳肿物内呈囊性密度，脓肿壁有明显强化

3. 鉴别诊断

急性乳腺炎须与炎性乳腺癌鉴别。炎症性乳腺癌常为乳腺中央位的肿块影，强化明显，乳晕也常因水肿而增厚，皮肤增厚则常在乳房的下部最明显，而不像急性炎症那样局限在感染区表面。经 1~2 周抗生素治疗后，急性炎症可很快消散，而炎性乳腺癌患者 CT 图像无明显变化。

慢性乳腺炎呈浸润性表现时须与浸润型乳腺结核及炎症性乳腺癌鉴别。一般结核比较局限，临床无皮肤红、肿、热、痛等表现，炎症性乳腺癌则比慢性炎症更广泛，抗生素治疗后短期复查也无显著效果（图 4-14）。

慢性乳腺炎有多发脓肿形成后，CT 图像难与干酪型乳腺结核鉴别，主要依靠临床上窦道分泌物的性质来加以区别。

慢性炎症性肉芽肿无论在临床还是 CT 图像均难以与乳腺癌相鉴别。

（二）乳腺结核

乳腺结核少见，据国外资料统计，约占全部乳腺病变的 0.6%~1.7%。国内发病率稍高，约占 2.8%。

乳腺结核可分为原发性和继发性两种。乳腺结核的感染途径包括以下 5 种：①结核菌经乳头沿乳管进入乳房；②结核菌经乳头或皮肤破损处进入乳房；③血源性感染；④经淋巴性感染，这也是比较常见的感染途径；⑤由邻近结核病灶直接蔓延至乳腺。

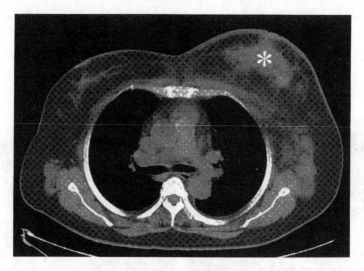

图 4-14   炎性乳腺癌

CT 平扫，显示左乳不规则肿块（星号），边缘模糊，周围脂肪层浑浊，皮肤增厚，同侧胸大肌增厚，左腋下见多发肿大淋巴结

乳腺结核多见于 20～50 岁，平均年龄 42 岁。

1. 临床特点

乳房肿块常为首发症状，少数可有刺痛或隐痛。病程缓慢，以后逐渐累及皮肤发生水肿，乳头也可内陷。数月后，肿块内发生干酪样变，并形成寒性脓肿。脓肿可穿破皮肤形成窦道，也可经乳头溢出脓液。约 1/3 病例有同侧腋下淋巴结肿大。

2. CT 表现

乳腺结核可有 3 种类型表现：浸润型、结节型及干酪型。浸润型乳腺结核 CT 表现为片状不规则稍高密度影，边缘模糊，可累及浅筋膜层，造成该处增厚、致密，皮下脂肪层及乳后间隙浑浊，病变区可有砂粒样钙化。结节型乳腺结核 CT 表现为结节状密度增高影，边缘规整，部分病例因有病灶周围纤维组织增生而产生毛刺。增强扫描可见肿块显著增强。约 1/3 病例在结节内可见钙化。少数可有皮肤增厚、凹陷，乳头内缩等表现。干酪型乳腺结核 CT 图像与慢性乳腺炎、脓肿表现相似（图 4-15）。

3. 鉴别诊断

浸润型乳腺结核与乳腺炎在 CT 图像上不易区别，主要依靠临床病史及体征。一般早期浸润型结核不累及皮肤，而乳腺炎多有皮肤水肿及增厚。结节型乳腺结核若边缘规整则难与良性肿瘤特别是纤维腺瘤鉴别，但一般纤维腺瘤多见于年轻妇女。若边缘有毛刺则难与乳腺癌相鉴别。干酪型乳腺结核从 CT 图像很难与乳腺慢性炎症、脓肿相鉴别，主要依靠病史及脓液性质来区分。

二、乳腺纤维腺瘤

纤维腺瘤是最常见的乳腺良性肿瘤，在一般大医院门诊中，其就诊人数与乳腺癌相似或稍少。但在居民普查中，纤维腺瘤相当多见，估计其发病率要高于乳腺癌几倍到几十倍，这表明有相当一部分患者虽有纤维腺瘤却羞于就诊。

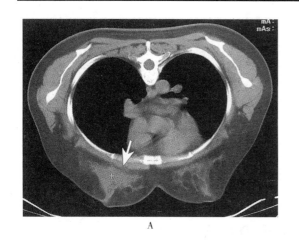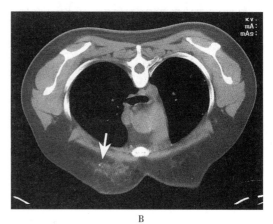

A　　　　　　　　　　　　　　　　　　　　　　　B

图4-15　左乳结核

A. CT平扫，显示左乳腺大片状不规则高密度影（星号），边缘模糊，乳后脂肪间隙浑浊（箭头），乳头及皮肤未见异常改变；B. CT平扫，显示左乳腺片状不规则高密度影区内见多个砂粒样钙化点（箭头）

在大体病理上，纤维腺瘤边界清楚、光滑。最长径多在3 cm以内，呈圆形、卵圆形或扁平形。肿瘤质韧、有弹性。切面质地均匀，呈粉白、粉红或浅棕色。少数肿瘤内可发生囊性变、黏液变性或钙化，囊内可含有血清样液、棕色液或黏液等。

1. 临床特点

本病以年轻患者为主。疼痛多阵发、偶发或月经时激发，可为针刺样痛、钝痛、胀痛、隐痛等。肿块多位于乳腺外上方，多为结节状或分叶状，边界清楚，中等硬度，初期生长较快，长径达2～3 cm时即生长缓慢或停止生长。约16.5%为多发性。少数巨大纤维腺瘤可发生破溃。个别有囊性变的病例也可发生乳头溢液。

2. CT表现

纤维腺瘤CT表现为圆形或卵圆形肿块，密度与正常腺体相近似，边缘光滑、锐利，大小多在1～3 cm，少数肿瘤可较巨大，其内可出现散在低密度囊性变，形态可呈分叶状，但肿瘤边缘仍保持光滑、规整。局部血运可较对侧稍有增加。增强扫描时肿瘤出现轻度或明显均匀强化，CT值增加20 Hu左右，个别则可高达89 Hu。当肿瘤内部出现囊性变时，囊性低密度区无明显强化。当纤维腺瘤发生在青春期乳腺或致密型乳腺中时，肿瘤密度接近于正常腺体密度，肿瘤边缘常与腺体致密影本身重叠而显示不清。此时，增强扫描有助于肿瘤的显示。有些纤维腺瘤可见钙化，位于肿块边缘或中心位，形态可为细沙状、颗粒状、树枝状等，钙化可逐渐发展，互相融合成为大块钙化，此时常意味肿瘤已趋静止，停止生长（图4-16、图4-17）。

3. 鉴别诊断

需与乳腺纤维腺瘤加以鉴别的有以下3种疾病。

（1）乳腺囊肿：乳腺纤维腺瘤密度与腺体近似，增强扫描后可出现明显强化。而乳腺囊肿多呈水样密度影，增强扫描囊肿本身无强化，而囊肿周围腺体略增强。

（2）乳腺大导管乳头状瘤：较少见。病变多在乳晕下或其附近，临床上多有乳头溢液。患者平均年龄较纤维腺瘤患者大。

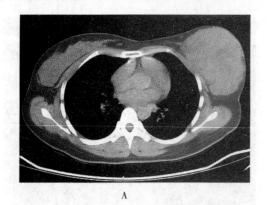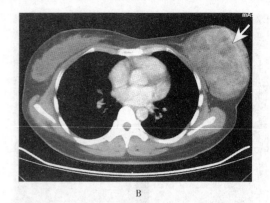

A   B

图4-16　左乳腺纤维腺瘤

A. CT平扫，显示左乳巨大肿块，密度不均，边缘整齐，界限清楚，皮下脂肪层及乳后脂肪间隙变薄；B. 增强CT，显示左乳肿块明显强化，CT值增加约为45 Hu，其内可见散在低密度囊性变（箭头）

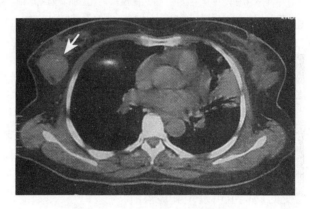

图4-17　右乳腺纤维腺瘤伴钙化

CT平扫，显示右乳外侧肿块，内含颗粒状钙化（箭头）

（3）乳腺癌：早期乳腺癌或生长缓慢的乳腺癌有时可与纤维腺瘤相混淆，当病变稍晚时，癌瘤形态多不规则，边缘毛糙，密度不均匀。

三、乳腺脂肪瘤

乳腺脂肪瘤不多见。在大体病理上，乳腺脂肪瘤与正常脂肪组织相似，但色泽更黄，周围有纤细的包膜，肿瘤中有纤维组织穿越。

1. 临床特点

患者多为中老年人，76.4%在40～59岁。脂肪瘤生长缓慢，病期甚长。触诊时可摸到柔软、光滑、可活动的肿块，界限清晰。

2. CT表现

CT表现为卵圆形透亮阴影，密度与正常脂肪组织相近，周围围以纤细而致密的包膜，在透亮区内常可见纤细的纤维分隔。肿瘤较大时，周围乳腺组织可被推挤移位。无钙化、皮肤增厚或乳头凹陷等表现（图4-18、图4-19）。

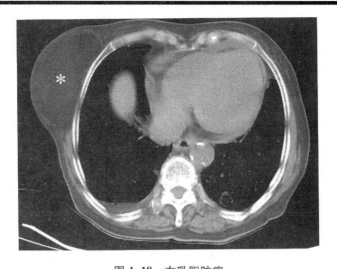

图 4-18　右乳脂肪瘤

CT 平扫，显示右乳卵圆形脂肪性肿物（星号），包膜纤细而完整，
无皮肤增厚

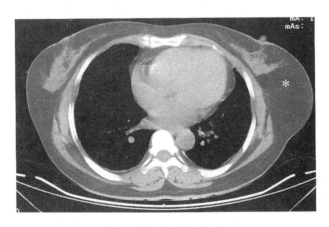

图 4-19　左乳脂肪瘤

CT 平扫，显示左乳外侧脂肪性肿物（星号），内有纤细的纤维分
离，腺体被推挤移位

3. 鉴别诊断

（1）乳腺囊肿：通过测量病变区 CT 值可以与积乳囊肿明显区别。

（2）乳腺导管扩张症：导管扩张症无纤细而致密的包膜，部位常在乳头或乳晕下，而
脂肪瘤可见于任何部位。

（王俊峰）

第四节　乳腺恶性肿瘤

一、乳腺癌

中国妇女乳腺癌的发病率虽不如欧美高，但近年来呈上升趋势，在许多大城市的统计

中，已跃居为女性首位或第 2 位最常见的恶性肿瘤。

乳腺癌病因未明，好发生于生活水平和文化水平较高的妇女中，其发病率市区较郊县高，沿海较内陆地区高，尤以京、津、沪三大城市的乳腺癌死亡率为最高。易患乳腺癌的危险因素包括：有母系乳腺癌家族史者；雌激素水平较高者；文化、生活水平较高的知识分子和干部；晚婚、未育、未哺乳或行经年限长于 35 年的人群。

乳腺癌多发生在绝经期和绝经期后的妇女，据天津市统计，发生在绝经期前者仅占 24.75%。在乳腺癌高发地区，如美国，发病率随年龄增长而持续增高；在低发地区，如日本和中国，发病率增高至绝经年龄后即呈平稳或下降。但近年来，绝经期前乳腺癌的发病率和死亡率呈上升趋势。

1. 临床特点

乳腺癌最常见的临床表现为局部触及肿块，时间可从数天至数年，平均约 2 年。由于乳腺位于体表，肿块易被发现，其中 80% 以上是患者自己偶然发现。肿块绝大多数位于乳房外上象限，其次为内上象限、上方及中央区，以单侧单发最常见，少数可单侧多发或累及双乳。肿块可呈圆形、卵圆形或不规则形，质地较硬，但髓样癌及小叶癌则较软。肿块的边界多数不清，有时髓样癌、黏液癌及高分化腺癌可有较清晰的边界。肿块呈进行性生长，有些病例生长可极为缓慢。

乳腺癌的其他临床表现如下。

（1）乳头溢液：乳腺炎症、增生、乳管扩张症、脑垂体肿瘤以及乳腺良、恶性肿瘤均可出现乳头溢液。约 1% 乳腺癌患者，乳头溢液可为其唯一临床表现。乳腺管内癌患者较易出现乳头溢液症状，乳腺癌的溢液多为单侧乳房、单个乳管口的自发性溢液，溢液性质多数为血性，少数可为浆液性、浆液血性、乳汁样或水样液。

（2）皮肤改变：当癌瘤侵及乳房悬韧带（Cooper 韧带），使其短缩，并向内牵拉皮肤造成局部凹陷，形成酒窝状，称为"酒窝征"。当癌瘤进一步向外累及表面皮肤，造成皮肤局限水肿、微红及增厚，外观似橘皮状，称为"橘皮征"。

（3）疼痛：乳腺癌患者可诉有局部间歇性针扎样痛、钝痛或隐痛。疼痛多轻微，局限于病变处，与乳痛症的较弥漫、较剧烈的疼痛有所不同。

（4）乳腺轮廓改变：女性乳房，尤其是经过哺乳者，随年龄增长而轻度下垂，其下缘形成一自然的弧度。乳腺下方或接近下方的癌瘤，由于局部浸润，可使这种弧度发生变化，出现轻微外凸或凹陷。

（5）乳头异常：当癌瘤侵犯乳晕下及大乳导管时可牵拉乳头，使乳头指向改变，发生向两侧扭曲、上翘或内陷，最终导致乳头固定。湿疹样癌可引起乳头瘙痒、异样感、糜烂及结痂等异常改变。

（6）转移灶的表现：乳腺癌可通过淋巴或血行转移至淋巴结、肺、胸膜、骨、肝、脑、肾上腺、卵巢以及皮肤等处而出现相应的临床症状和体征。

2. CT 表现

乳腺癌的 CT 表现与钼靶 X 线片上表现相同，可分为主要征象和次要征象两大类。前者包括小于临床触诊大小的肿块、局限致密浸润、钙化和毛刺；后者包括皮肤增厚或合并凹陷（酒窝征）、乳晕下致密和漏斗征、乳头凹陷、血运增加、阳性导管征、肿瘤周围"水肿环""慧星尾"征等。

（1）肿块：小于临床触诊大小的肿块是诊断乳腺癌的重要直接征象。CT图像肿块的形态可分为类圆形、分叶状或不规则形。肿块的边缘可有长短不等、粗细不均的毛刺或部分边缘有模糊浸润。少数肿块边缘可光滑锐利而酷似良性肿块。肿块的密度多数均匀，CT值可差异很大，自10~90 Hu不等，特别当肿块较小明显受部分容积效应影响时。少数肿块可因坏死液化而出现低密度区。如肿块内有多数针尖状钙化，而CT图像因部分容积效应而未能显示出具体的钙化灶时，则呈现为局部异常高CT值区。

一般认为，CT图像能检出的最小癌灶直径为2~5 mm，直径小于1.5 mm的癌瘤几乎无例外地被遗漏。在脂肪型乳腺中，钼靶X线片上发现微小结节的能力可能优于CT；而在致密或结构不良的乳房中，CT图像发现癌灶的能力则优于钼靶X线片。

注射造影剂后CT强化扫描对肿块的定性诊断和发现癌灶有很大的帮助。由于癌组织较周围正常组织有较高的碘浓度和较强的摄碘能力，强化扫描时可使肿块的CT值有明显的升高，肿块变得更为明显。增强前后CT值可增加25~45 Hu或更多。少数癌灶，包括一些隐性乳腺癌，在平扫时不明显，通过增强扫描可发现局限高密度区而被诊断出（图4-20）。

（2）局限致密浸润：CT图像发现的局限浸润病变多数为增生、慢性炎症或结核等良性病变所致，但少数癌，特别是浸润性小叶癌，可仅见致密浸润而无瘤块。此外，在钼靶X线片上诊断乳腺癌的特征性成堆微小钙化，在CT图像由于部分容积效应的影响而无法辨认，也只表现为局部致密区。若CT图像检索出有局限高密度区，必须进一步行增强扫描进行鉴别。如为癌瘤，注射造影剂后扫描可显示出局部有明显强化（图4-21）。

（3）钙化：钙化是乳腺癌诊断中一个十分重要的X线征象。在钼靶X线片上，约30%左右乳腺癌可见特征性的钙化。除黏液腺癌偶可发生较粗大颗粒的钙化外，乳腺癌的钙化呈典型的针尖状微小钙化、小杆状钙化或小弧形钙化，常三五枚成堆，或数十枚钙化密集成群（图4-22）。

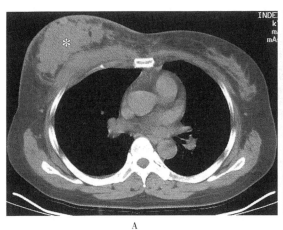 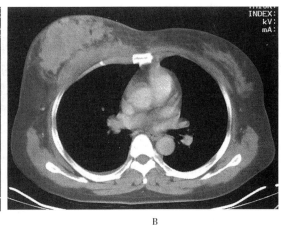

A   B

图4-20　右乳腺癌增强扫描

A. CT平扫，显示右乳不规则肿块（星号），边缘模糊，皮肤增厚，皮下脂肪层及乳后脂肪间隙浑浊；B. 增强CT，显示右乳肿块明显不均匀强化

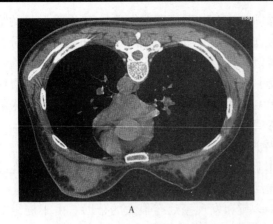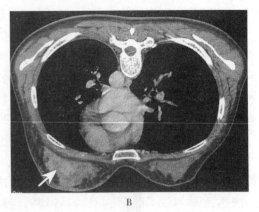

图 4-21 左乳腺癌增强扫描

A. CT 平扫，显示左乳腺体致密、饱满，肿块被腺体掩盖，难以显示；B. 增强 CT，显示左乳腺体中央可见明显不规则强化（箭头），与正常腺体密度明显不同

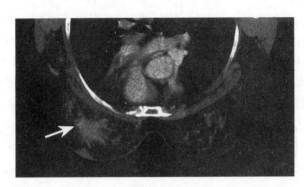

图 4-22 左乳浸润性导管癌

左乳肿块内可见多发微小钙化（箭头），密集成堆

在组织学上，钙化颗粒的沉着多数是在管内癌管腔中癌细胞的变性坏死区，个别为坏死癌细胞本身的钙化，少数钙化也可发生在浸润性瘤块边缘的坏死残屑内、腺癌的腺腔内或黏液腺癌的黏液基质内以及癌旁正常乳腺末梢乳管腔内及间质内。因而从病理学角度，钙化不一定都发生在恶性组织区域，但从影像学诊断而言，钙化是诊断某些微小癌、原位癌或"隐性乳癌"的重要有时甚至是唯一的依据。

但遗憾的是，CT 虽有较高的密度分辨率，但受部分容积效应的影响，常无法显示出微细的钙化影像而遗漏这一重要征象，或仅表现为一局限高密度区。强化扫描时该区域可有明显强化。

（4）毛刺：毛刺征象为乳腺癌诊断中的一个重要征象，约 40% 乳腺癌可见此征。形成毛刺的机制可能是由于癌周间质的纤维增生反应；癌瘤向外浸润扩展；癌细胞沿乳腺小梁或乳管扩展；或癌周小梁结构被向肿瘤方向牵曳等因素所致。

CT 图像较乳腺 X 线片更易显示毛刺，并可排除乳腺小梁与肿块重叠所造成的假性毛刺征。毛刺的形态可多种多样，呈尖角状突起，或呈粗长触须状、细长形、细短形、火焰状或不规则形等。硬癌因有明显的纤维增生反应，故多有显著毛刺，毛刺的长度可数倍于肿物的直径，有时甚至可掩盖瘤块（图 4-23）。

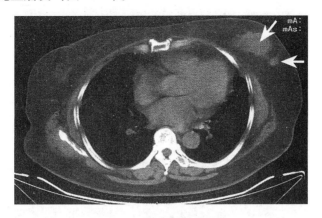

图 4-23　左乳腺癌毛刺影像

CT 平扫，显示左乳肿块呈多灶性（箭头），较大肿块，边缘毛
糙，见长短不一毛刺影

（5）皮肤增厚和局限凹陷（酒窝征）：乳腺癌中的皮肤增厚可能是由于癌瘤越出浅筋膜浅层而侵及皮下脂肪层及皮肤所致，或癌瘤累及 Cooper 韧带而侵及皮肤。某些病例中，皮肤增厚是由于患乳血运增加、静脉瘀血及（或）淋巴回流障碍等因素所造成，而并非肿瘤直接侵犯皮肤，此时，增厚的范围多较广泛，且不论肿瘤位置如何，增厚区多起始于乳房的下半部（图 4-24）。

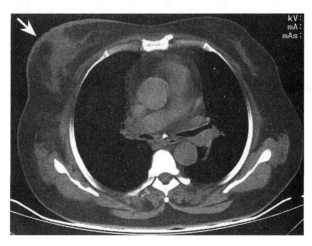

图 4-24　右乳低分化腺癌

CT 平扫，显示右乳肿块越出浅筋膜浅层而侵及皮下脂肪层及皮
肤，导致皮肤明显增厚（箭头）

在钼靶乳腺 X 线摄影中，轻微的皮肤局限增厚只有处于切线位上才能被显示，而 CT 则比钼靶摄影更敏感、更可靠，呈浸润型表现或有明显粗长毛刺且接近表面的乳腺癌容易出现皮肤的增厚。在皮肤增厚的同时，常可合并见到皮下脂肪层的浑浊、致密，出现粗糙网状交叉的索条阴影，浅筋膜浅层增厚、致密，悬吊韧带显示增宽、致密。

皮肤局限凹陷（酒窝征）常与皮肤增厚并存，是纤维收缩牵拉所致。常可见一纤维索条影连接酒窝的中心与癌瘤肿块（图4-25）。

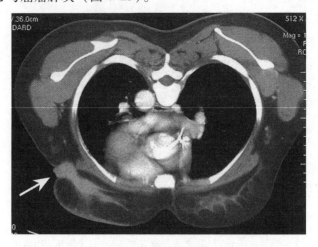

图4-25　左乳酒窝征

增强CT，显示左乳肿块边缘毛糙，局部皮肤与肿块粘连呈明显
凹陷并增厚（箭头）

（6）乳头内陷：乳头内陷常与乳晕区皮肤增厚或（和）乳晕下纤维增生反应（漏斗征）并存。乳腺癌患者中约12%可见有乳头内陷。乳头内陷并不意味癌瘤已侵犯乳头或乳晕下区。单纯乳头内陷而不合并有其他异常时，常为非特异性所见，无重大临床意义。此外，在确定有乳头内陷后尚应追询病史，除外先天性乳头内陷或炎症后乳头内陷的可能性。

（7）血运增加：乳腺恶性肿瘤常有患乳的血运增加，但多见于中、晚期患者。影像学可表现为3种形式：患乳血管管径（通常为静脉）较健侧明显增粗；病灶周围出现多数细小血管丛；病变区出现粗大肿瘤引流静脉等。但CT图像由于图像的缩小，对是否有血运增加的判断不如钼靶X线片明确、可靠。血运丰富的乳腺癌常意味癌细胞分化较差、转移概率较高。

（8）阳性导管征：乳腺癌常有沿乳导管向乳头方向蔓延、扩展之势，造成乳导管内因充满癌细胞而变得增粗、致密和粗糙；有时为乳导管被癌灶附近纤维增生后牵曳集中；或癌附近乳导管非特异性增殖，管腔内充满脱落上皮细胞残屑而导致增粗、致密。影像学上可见增粗、致密的索条影自乳头下指向病灶处。在钼靶X线片约22%可见此征，但CT图像出现概率较低。此征有时也可见于良性病变，如乳导管的乳头状瘤病。

（9）乳晕下纤维化或"漏斗征"：表现为乳晕下近似三角形的致密阴影，底座落在乳晕上，尖指向乳腺深处，形似漏斗状，故又称"漏斗征"。此征常与乳头内陷或阳性导管征并存。多数是代表乳晕下非特异性的纤维增生反应，少数为癌瘤已侵犯乳晕下区所致。

（10）彗星尾征：此征较少见，表现为瘤块的后方或上方一粗大索条影，形似彗星尾，乃乳腺实质被癌瘤侵犯及纤维增生牵曳后造成。

（11）乳后间隙的侵犯：在正常情况下，乳腺后方浅筋膜深层与胸大肌之间有透亮的脂肪组织间隔，称为乳后间隙。钼靶X线摄影中因此间隙太靠后而无法显示，CT图像则可清晰辨认。有些深位的乳腺癌可早期侵犯浅筋膜深层而导致此透亮间隔的部分闭塞，或甚至更进一步深入侵及胸大肌。术前确定深位肿瘤有无胸大肌的侵犯对选用何种术式有很大帮助

（图4-26A、图4-26B）。

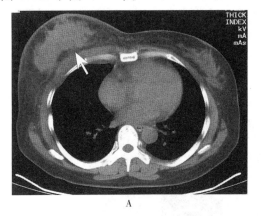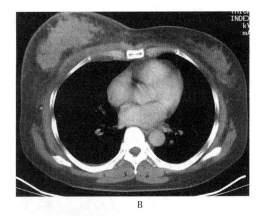

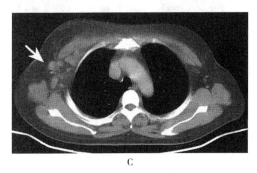

图4-26 右乳腺癌侵犯乳后间隙

A. CT平扫，显示右乳腺不规则肿块，乳周脂肪层浑浊，乳后脂肪间隙部分闭塞伴胸大肌受累明显增厚（箭头）；B. 增强CT，显示右乳肿块及增厚的胸大肌均有强化；C. 为另一病例，CT增强，显示右腋下多个肿大淋巴结均有明显强化（箭头），部分边缘模糊，并可见迂曲、增粗的血管影

（12）淋巴结转移：CT对检测乳腺癌有无腋下淋巴结转移的敏感性优于临床触诊，特别是对位于胸小肌后内侧的淋巴结。

乳腺内侧象限的癌瘤易发生内乳区淋巴结转移，CT是检测有无内乳淋巴结增大的唯一有效手段。正常情况下在胸骨两侧内乳区各有3~5枚淋巴结，主要集中在第1~3肋间隙水平，偶可出现在第4~6肋间隙水平。两侧淋巴链在胸骨柄及剑突水平可有潜在交通。内乳区淋巴结因周围缺乏足够的脂肪衬托，观察时必须适当调节窗位和窗高，仔细评估。按Meyer意见，凡大于6 mm的淋巴结即代表恶性的淋巴结增大。

3. 乳腺癌术后复发的CT检查

对乳腺癌手术后有区域性或局部复发的患者，CT检查有很大帮助。通过CT检查可获得更多的信息，以便精确、合理地设计治疗方案。据文献报道，约50%患者经CT检查后获得更多信息，从而改变了原先的放疗计划。

对胸壁的复发，CT图像可精确测定其范围及深度，帮助放射野的设定和剂量的计算。乳腺切除术后曾行腋部放疗的患者，使腋部临床触诊发生困难，CT检查可帮助确定腋部有无复发性肿块。乳腺癌术后发生患侧上肢水肿的患者，通过CT增强扫描可明确有无腋静脉栓塞或有复发肿物压迫腋静脉，但应注意增强时应在肘内侧注射造影剂，使造影剂能通过腋静脉。若在肘外侧部注射，则造影剂可经头静脉流入锁骨下静脉而被误诊为有腋静脉血栓。

最常见的临床未能检出而由 CT 发现的复发病灶是内乳淋巴结链，胸片上由于结构的重叠很难发现内乳区的病变。上内乳区淋巴结与前纵隔淋巴结有交通，癌瘤可经此途径侵入前纵隔淋巴结。

除此之外，胸 CT 检查能早期发现心包积液、胸腔积液、肺转移瘤及肋骨、胸椎的转移瘤等（图 4-27）。

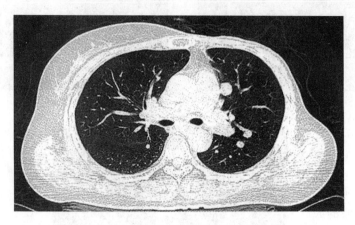

图 4-27 左乳腺癌术后双肺转移

CT 平扫，显示双肺多个粟粒状小结节，光滑，界限清楚

4. 几种特殊类型乳腺癌的 CT 表现

影像学上虽不能判断乳腺癌的病理类型，但某些病理类型的乳腺癌可能有较特殊的影像学表现。

（1）乳头 Paget 病或湿疹样癌：本病是中心位乳腺癌伴乳头湿疹样改变的综合征，较少见，约占女性乳腺癌的 1.4%，男性乳腺癌的 0.8%~1.5%。临床上，病变初起颇小，表现为乳头表面圆形或裂隙状红色肉芽组织区，表面附有干性灰黄色或淡绿色痂皮，揭开痂皮即露出肉芽面，并有不等量渗出。患者有乳头部刺激、瘙痒或烧灼感。病变进展缓慢，待侵及深处时，即出现乳头内陷、破坏，甚至完全消失。合并有乳头溢液者不少见，主要为血性溢液，偶可为本病的首发症状。39%~75% 患者在乳腺内可触知肿块。

影像学上，早期乳头改变不易被测知，稍晚表现为患侧乳头增大、密度增加及不规则侵蚀，后期则有乳头内陷、破坏甚至完全消失。除乳头改变外，患者常合并有中心位的导管癌，典型者表现为乳头下多数细小钙化，并可沿乳导管追踪到乳头（图 4-28）。

（2）乳头状囊腺癌：较少见，约占乳腺癌的 2.3%。肿瘤多起自乳腺较大导管，生长缓慢，恶性度较低，常有较厚的包膜，囊内含黄色或暗棕色液体，偶杂有血块或坏死组织。临床触诊肿物呈橡皮样硬度，有囊性区域，境界清晰，可推动。肿物较大时与皮肤有粘连，皮肤变薄、发亮或变色，最终可破溃。乳头偶有回缩，但不固定。

影像学上肿物常较大，边缘光滑、锐利，类似良性肿瘤的表现，但仔细观察，部分边缘可有不规则向外浸润的证据。CT 图像肿物呈囊性密度，可为单囊或多囊，若囊内有出血及含铁血黄素沉着时，CT 值可增高至软组织密度。囊肿充气造影术是诊断此病的最佳手段，借气体的衬托，在囊肿的内壁上可显示出有乳头状或分叶状软组织肿物而予以确诊。

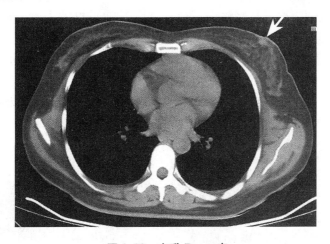

图 4-28　左乳 Paget 病

CT 平扫，显示左乳头凹陷增大呈不规则结节影（箭头），边缘毛糙，乳头下方腺体内见细砂粒样及柱状钙化

（3）黏液腺癌或胶样癌：较少见，约占乳腺癌的 2.7%。组织学上的特征为癌细胞分泌丰富的黏液，黏液的成分占肿瘤半量以上，肿瘤无包膜，但境界清晰。临床上，患者年龄多偏高，平均 52 岁。病期长，平均为 42.7 个月，预后较佳。触诊时肿物比较柔软，甚至呈囊性感，因而易被误诊为良性。

影像学上，肿物边缘较光滑，密度低，CT 图像可测知有囊性区域，有时可出现一些诸如皮肤局限增厚、血运增加及乳腺小梁扭曲、牵拉、变形等继发恶性征象。黏液腺癌较易发生钙化，且多发生在黏液间质中，钙化颗粒比较粗大，形态不规则（图 4-29）。

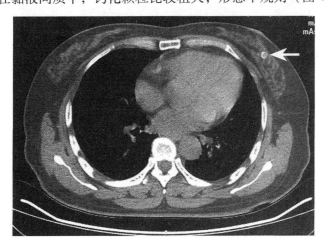

图 4-29　左乳单纯癌伴黏液腺癌

CT 平扫，显示左乳腺体内见一较粗大颗粒状钙化（箭头）

（4）髓样癌：约占乳腺癌的 12.9%。病理特征为肿瘤境界多比较清晰，少数且有假包膜形成，瘤内常有出血、坏死，癌周常有炎性细胞浸润，主要为淋巴细胞和浆细胞。临床上因该肿瘤恶性程度较低、发展缓慢，故来诊时肿块多数已较大。90% 境界清晰，多数可活动。皮肤可受累，表现为粘连、变色、橘皮样变及溃破等，乳头较少被累及。

影像学上，因癌细胞聚集较紧密，且常有出血，肿块影密度多较高。当瘤内发生坏死时，则出现不规则低密度区。癌周若有炎性细胞浸润，可使部分块影边缘变模糊，严重者可完全掩盖块影而呈局限致密浸润表现。皮肤局限增厚及血运增加常见。钙化也较常见，如发生在癌细胞内，则呈泥沙状；如发生在坏死组织中，则钙化颗粒较粗大（图4-30、图4-31）。

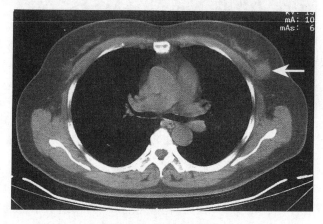

图4-30 左乳髓样癌

CT平扫，显示左乳外上象限肿块影（箭头），部分边缘模糊，密度较高

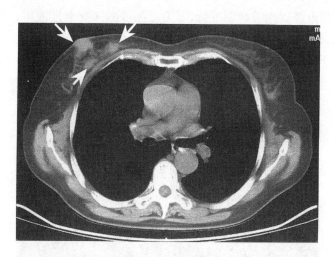

图4-31 右乳髓样癌

CT平扫，显示右乳多发肿块边缘毛糙（箭头），局部皮肤与肿块粘连呈轻度凹陷并稍增厚

（5）导管内癌：导管内癌约占乳腺癌的7.1%～9.3%。病理特征为肿瘤局限于乳腺导管内，多数发生于中、小导管，受累范围较广，常呈多中心性分布，肿瘤如未浸润导管壁基底膜，则为非浸润性导管内癌或管内原位癌，若已浸润基底膜，则为浸润性导管癌。临床表现与一般乳腺癌相同。

导管内癌在影像学上的特征是钙化出现率较高，特别是粉刺样导管内癌，在坏死的细胞残屑内最易发生典型的细砂状钙化。钙化可呈丛状分布，或呈弥漫而密集分布，累及乳腺的大部分。此种微细的钙化灶在 CT 图像常难以辨认，仅反映出局部有高 CT 衰减值，强化时有明显强化。此外，导管内癌较少有纤维增生反应，故少有乳腺小梁结构紊乱或毛刺等征象（图 4-32）。

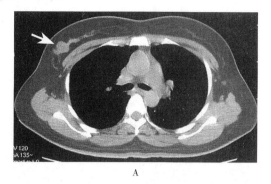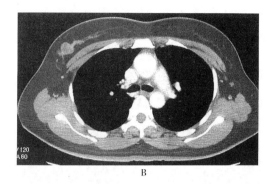

图 4-32 右乳导管癌

A. CT 平扫，显示右乳实性结节（箭头），边缘规整，无毛刺；B. 增强 CT，显示右乳结节明显不均匀强化

5. 鉴别诊断

肿块型的乳腺癌主要须与良性肿瘤，特别是纤维腺瘤以及乳腺结核、乳腺脂肪坏死等鉴别。一般良性肿瘤形态规整，呈圆形或类圆形，也可略呈分叶状，但边缘光滑锐利，无毛刺。较大的良性肿瘤可将周围乳腺小梁推挤移位，但无紊乱、模糊现象。良性肿瘤的钙化少见，若有也多在块影内，且数目少，颗粒粗大。良、恶性肿块在 CT 值上无明显差异，但增强扫描时，良性肿瘤常无强化表现，或仅有轻度强化，增强值在 25 Hu 以下，但个别也可有明显强化。

乳腺结核比较少见，但它与乳腺癌无论在钼靶 X 线片上还是 CT 图像上均难以区别，两者皆可有毛刺、钙化、皮肤增厚、乳头内陷、腋下淋巴结增大等改变。但增强扫描时，乳腺结核多无强化表现。

乳腺脂肪坏死在临床检查中可类似癌，但患者常有局部外伤史。CT 图像见病变特征性地位于乳腺皮下脂肪层内而并非在腺体组织内。

呈浸润型表现的乳腺癌须与乳腺慢性炎症、乳腺结核及乳腺增生等鉴别。慢性乳腺炎及浸润性乳腺结核表现为密度不均的致密浸润，内有多发、大小不等的囊状透亮的坏死灶，虽可有皮肤增厚、漏斗征及乳头内缩等改变，但一般无血运增加及特征性细砂状钙化。

乳腺增生一般累及双乳，病变较广泛但无各种继发的恶性征象。少数呈局限致密增生的患者与浸润型乳腺癌和小叶癌的鉴别困难，须依赖强化前后 CT 值的对比。增生病变一般无强化或仅有轻度增强，CT 值的增加不超过 25 Hu。

二、乳腺肉瘤

乳腺肉瘤比较罕见，发病率占乳腺恶性肿瘤 <1%，包括叶状囊肉瘤、恶性淋巴瘤、血管肉瘤、横纹肌肉瘤、纤维肉瘤、软骨肉瘤和骨肉瘤等。有报道除叶状囊肉瘤外，其余皆仅有钼靶 X 线检查而无 CT 资料，在 CT 文献中也未检索到有关肉瘤的报道。

乳腺肉瘤的临床表现与乳腺癌相似。但一般肉瘤多呈缓慢生长，历经数年甚至10余年后突然迅速增大。肿瘤较大时可使表面皮肤紧张、发亮、变色或甚至破溃，但罕见有皮肤增厚和橘皮样改变。乳腺肉瘤除恶性淋巴瘤外，也很少有腋下淋巴结转移，通常经血运转移至肺及骨骼。

叶状囊肉瘤较小时，表现为一光滑、类圆形结节，与纤维腺瘤相同，无法鉴别。肿瘤较大时，出现特征性的分叶状外形，边缘仍光滑锐利，无毛刺或浸润。血运多有明显增加，可见粗大的肿瘤引流静脉，但皮肤常无明显受侵（图4-33）。

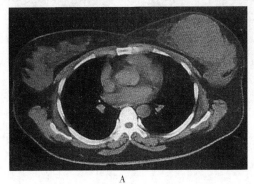 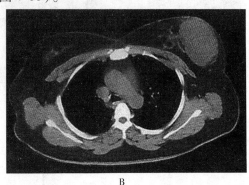

图4-33　左乳腺叶状囊肉瘤

A. CT平扫，显示左乳腺分叶状肿物，边缘光滑锐利，无皮肤增厚；B. 为另一病例。CT平扫，显示左乳肿物，光滑、锐利，周围见迂曲增粗的血管影像

三、乳腺淋巴瘤

原发性乳腺淋巴瘤的发生率占乳腺恶性肿瘤的0.04% ~ 0.74%。1972年Wiseman等首先提出诊断原发性乳腺淋巴瘤应具备4个条件。以后多数文献报道将病变首发并局限在乳腺内或可同时伴有同侧腋下淋巴结肿大，但无乳腺外淋巴瘤病史者，归为原发性乳腺淋巴瘤。原发性乳腺淋巴瘤大多数为非霍奇金淋巴瘤（B细胞来源），而T细胞性或组织细胞性较罕见。

乳腺淋巴瘤患者绝大多数为女性。发病年龄为13 ~ 88岁，平均55岁。多数为单侧乳腺受累，双侧乳腺同时发病者约占10%。但在疾病过程中可累及对侧乳腺，故双侧受累的发生率可高达20% ~ 25%。临床表现为单侧或双侧乳房无痛性肿块，生长较迅速。肿块多为单个，也可呈多结节，少数呈弥漫浸润，使乳房变硬，局部皮肤受累，伴炎症性改变而与炎性乳腺癌相似。30% ~ 50%患者伴同侧腋下淋巴结增大。预后比乳腺癌差。

CT表现：单侧或双侧乳房有实性肿块，多为单发，少数为单乳多发或双乳多发。多数肿块边缘清楚，部分肿块边缘不清楚，病变向周围发展可出现皮下脂肪层浑浊、皮肤增厚。无毛刺、钙化、漏斗征或皮肤凹陷征等乳腺癌典型表现（图4-34）。

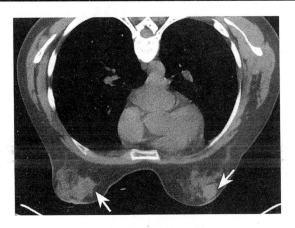

图 4-34 双乳腺淋巴瘤

CT 平扫，显示双乳多发实性肿物（箭头），边缘清楚

（王俊峰）

第五章

呼吸系统疾病CT诊断

第一节　肺部感染性疾病

一、肺炎

大多数肺炎诊断并不困难，一般根据胸片表现结合临床，可以作出正确诊断。有时肺炎的X线表现比较特殊，临床症状不典型，抗生素治疗效果较差，为了鉴别诊断要求做胸部CT检查。经验证明，胸部CT扫描对于肺炎病灶的形态、边缘、分布、病灶内支气管情况，纵隔肺门淋巴结及胸膜病变的观察，是对普通X线检查的重要补充。

（一）临床特点

肺炎的主要症状是发热、咳嗽、咯血及胸痛，急性肺炎以发热为主要症状，而慢性肺炎则以咳嗽、咳痰及咯血为主要症状。急性肺炎多起病较急，但有的起病也不明显。慢性肺炎无明确急性肺炎阶段，此时根据临床表现和X线诊断比较困难，常需与其他疾病鉴别。急性细菌性肺炎时白细胞常增加，而其他性质肺炎及慢性肺炎白细胞总数及分类改变不明显。

（二）CT表现

CT检查可准确反映肺部炎变大体形态和分布。肺炎的主要CT表现如下。

1. 肺段或肺叶实变

病变为均匀一致的密度增高，以肺叶或肺段分布，密度均匀，体积略小，常可见典型的空气支气管造影的表现（图5-1），肺段与肺叶支气管多不狭窄阻塞，肺门与纵隔多无肿大淋巴结。

2. 两肺多发片状密度增高影

病灶形态不规则，多呈楔形或梯形，边缘多不规则且模糊，病变沿支气管走行分布，多位于两中、下肺野内、中区。病变区可见含气支气管影像。

3. 结节与肿块

病变呈球形，即所谓球形肺炎，病变边缘比较规则，或呈波浪状，也可有毛刺，有时边缘较模糊，常可见粗大纹理或参差不全的毛刺样结构（图5-2），密度多均匀，CT值稍低于软组织密度；有的病变边缘部密度稍低于中央部；有时可见空洞，病灶在胸膜下时常有局限性胸膜增厚及粘连带，其胸膜反应程度较周围型肺癌明显。

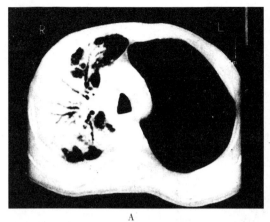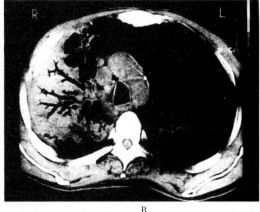

A   B

图 5-1　右上肺大叶性肺炎

A. 肺实质像；B. 纵隔窗像显示右上肺实变，体积稍缩小，可见空气支气管造影征，支气管镜检查为炎症

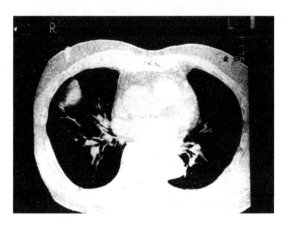

图 5-2　球形肺炎

CT 显示右肺中叶外侧段类圆形密度增高影，轮廓清楚，其外 1/3 带密度较淡，病变周围血管纹理增多，增粗。10 个月后，CT 扫描显示病变已吸收

球形肺炎酷似肿瘤，易被误诊肺癌而手术，应注意两者的鉴别，前者一般有感染历史，血常规示白细胞总数及中性粒细胞百分数增多，病变边缘较模糊，邻近胸膜反应较广泛，无空泡征与细支气管充气征。其周围可有粗大血管纹理，但走行较自然，追随观察，短期内就有吸收改变。

4. 两肺多发结节状密度增高影

此种表现少见，病灶大小多不足 1 cm，边缘较清楚，但不锐利，病灶密度均匀，多分布在中、下肺野，其 CT 表现颇似肺转移瘤，两者鉴别较困难。

二、肺脓肿

肺脓肿是一种伴有肺组织坏死的炎性病灶，由化脓性细菌性感染所引起，X 线上常呈圆形肿块，其周围有压缩和机化的肺组织所围绕，其中心常有气液平面，表明已与气道相通。

肺脓肿常合并胸膜粘连、脓胸或脓气胸，诊断一般不困难，有时需与肺癌、肺结核及包裹性脓胸鉴别。

CT 表现：肺脓肿呈厚壁圆形空洞者居多，也可呈长圆形，有的厚壁空洞，内外缘均不规则，有时可显示残留的带状肺组织横过脓腔，常可见支气管与脓腔相通。在主脓腔周围常有多发小脓腔。如脓肿靠近胸壁，则可显示广泛的胸膜改变，可有明显的胸膜肥厚或少量的胸腔积液（积脓）（图 5-3）。有时肺脓肿可破入胸腔而引起脓胸。

肺脓肿常需与包裹性脓胸相鉴别。脓胸的脓腔 CT 表现一般比较规则，没有周围的小脓腔，脓腔内壁较规整，不呈波浪状，脓腔壁一般较窄，宽度较均匀一致，变换体位扫描脓胸的外形可有改变。

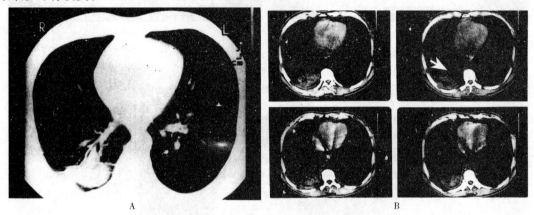

图 5-3　右下肺脓肿

A. 肺窗像；B. 纵隔窗像：右下肺后外基底段大片密度增高影，内有不规则密度减低区，内缘较模糊，右下叶后基底段支气管（箭头）伸入片影内。后胸壁胸膜有显著增厚且伴少量胸腔积液

三、肺结核

对于肺结核，普通 X 线检查一般能满足诊断需要，但遇到一些 X 线表现不典型病例时，诊断颇为困难，主要是与原发支气管肺癌鉴别无把握。经验证明有针对性地应用 CT 检查对于肺结核的鉴别诊断很有帮助。

（一）CT 表现

肺结核的 CT 表现多种多样，可归纳为以下 9 个方面。

1. 肺结核瘤

病理上结核瘤为干酪样肺炎的局限化，周围有纤维组织包绕成为球形，或有多个小病灶的融合，或为单个病灶逐渐增大而成（后者称肉芽肿型），境界清楚者为纤维包膜完整，而境界不清楚者，则纤维包膜不完整，周围有炎性浸润及纤维增殖组织。

CT 表现客观地反映了结核瘤病理变化。结核瘤通常为直径≥2 cm 的单发或多发球形高密度影，多呈圆形、类圆形，也有呈轻度分叶状者，边缘多清楚规整，少数模糊，密度多不均匀，多数可见钙化（图 5-4）。有空洞者也不少见，空洞为边缘性，呈裂隙状或新月状（图 5-5）。结核瘤周围，一般在外侧缘可见毛刺状或胸膜粘连带，大多数病例可见卫星灶，有的病例可见引流支气管。

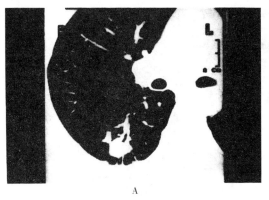
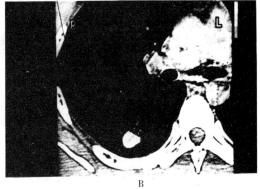

A

B

图5-4　左下肺结核瘤钙化

A. 肺实质像，右下肺背段类圆形病变，直径约2 cm，胸膜侧有粘连束带，周围有斑点状影；B. 纵隔像，病变大部分钙化

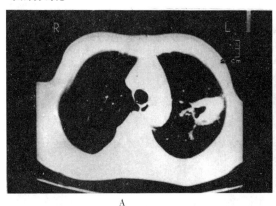
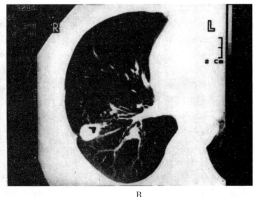

A

B

图5-5　结核瘤合并空洞

左上肺类圆形病变，约4 cm×3 cm大小，内侧可见新月状低密度影。病变周围有多数小斑点状影；B. 另一病例，右下肺外基底段类圆形病变，其内侧可见边缘性空洞呈新月状，周围有斑点状卫星灶

2. 结节性阴影

为直径0.5~2.0 cm的圆形、类圆形高密度阴影，可单发或多发（图5-6），可有钙化、小空洞或小空泡状低密度，贴近胸膜者可见胸膜肥厚粘连带。

3. 肺段或肺叶阴影

在CT上可表现为肺段或肺叶的实变区，体积缩小，密度多不均匀，可见支气管充气像（图5-7），少数可见空洞，病理上这些病变为干酪样或（和）渗出性病变，或干酪增殖样病变。

4. 斑点状与斑片状影

与普通X线一样，多为散在分布的斑点状与斑片状软组织密度影，边缘模糊，密度不均，病灶内可见钙化与小空洞，也可见小支气管充气像。

有的病灶由多个小结节（直径2~5 mm）聚集在一起呈小片状，这些小结节为腺泡结节样病灶，病理上上述阴影为干酪增殖性结核。

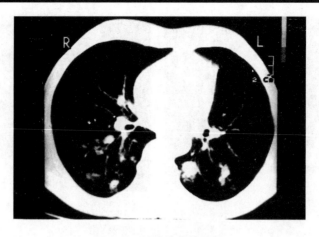

图5-6 两肺结节性阴影

两下肺多个直径0.5~1.3 cm结节状阴影，轮廓清楚

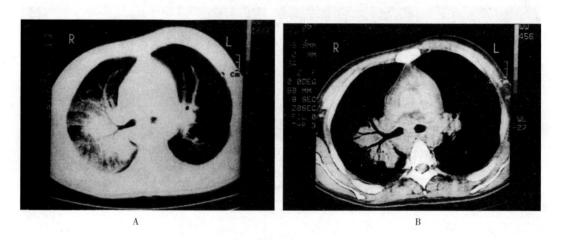

A   B

图5-7 肺结核呈肺叶实变

A. 肺窗像；B. 纵隔窗像：CT显示右上肺大片实变，边缘模糊，可见空气支气管造影征。右侧胸廓稍缩小，支气管黏膜活检为结核

5. 空洞性阴影

多为薄壁空洞，呈中心透亮的环形阴影，慢性纤维空洞性结核，其壁较薄，内壁光滑，周围可见扩张的支气管与纤维化改变。

6. 粟粒性阴影

急性粟粒性肺结核，阴影直径在5 mm以下，密度均匀，边界欠清晰，与支气管走行无关，与血管纹理走行一致。亚急慢性粟粒结核者，病变边缘多较清晰，病变大小不很均匀。

7. 纤维条索影

病变为纤维条索状致密影，边界清晰，与正常肺纹理不同，没有从内到外的由粗变细及逐渐分支的树枝样分布，而是粗细均匀、僵直，并与正常肺纹理的行走方向不一致。病变可局限于一个肺段或肺叶或一侧肺；肺体积缩小，纵隔向患侧移位。

8. 肺门纵隔淋巴结肿大和钙化

大于 2 cm 以上的淋巴结增强扫描常显示为周边环形增强，增强厚度一般不规则，其病理基础与淋巴结中央为干酪样坏死，周围为肉芽组织（图 5-8）。较小的淋巴结可均匀增强，淋巴结钙化可为圆形、类圆形，簇状及不规则斑点状。

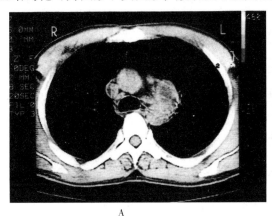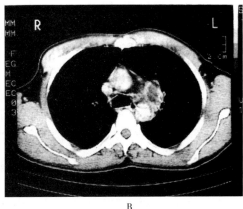

A   B

图 5-8 肺门淋巴结结核

A. 平扫，左肺门有一肿块影，轮廓欠清晰，其密度不均；B. 增强扫描，上述肿块呈周边环形增强，中央为低密度，无强化，肿块轮廓较增强前清楚，手术病理证实为淋巴结结核，中心为干酪样物，周围高密度为肉芽肿

9. 胸膜病变

急性期可见游离胸腔积液，慢性期见局限性或广泛性胸膜肥厚，局限性包裹性积液，胸膜结核瘤及胸膜钙化。

（二）鉴别诊断

根据上述 CT 表现，结合临床与 X 线所见一般能做出正确诊断。但在实际工作中，与肺癌、结节病及淋巴瘤等的鉴别有时困难，应注意鉴别。

1. 周围型肺癌

原发性肺癌的肿块形态不规则，边缘不整，有分叶且较深，边缘多有锯齿状或小棘状突起，或细短毛刺，常有支气管充气征与空泡征，钙化少见，常伴有胸膜皱缩征。两肺结核结节或结核瘤形态较规则，边缘多光整，病灶内有边缘性空洞或小圆形液化坏死所致的低密度，常有钙化，周围多有卫星灶。

2. 肺门与纵隔淋巴结结核需与肺癌肺门纵隔淋巴结转移以及结节病相鉴别

结核性淋巴结肿大于增强后扫描呈现边缘性增强、中心相对低密度（是其特征性所见），且好发于右气管旁（2R、4R），气管与支气管区（10R）和隆突下区对鉴别也有帮助；恶性肿瘤转移性淋巴结多数 >2 cm，增强扫描多呈均匀一致性增强，其转移部位与原发肿瘤的淋巴引流一致。恶性淋巴瘤的淋巴结增大常为多组淋巴结受累，可位于血管前间隙，多有融合趋向，包绕与侵犯血管，致血管壁境界不清；结节病的淋巴结肿大，多为两侧肺门淋巴结呈对称性，土豆块样；多无钙化。

3. 胸腔积液

CT 发现胸膜实性结节或肿块时，有助于肿瘤诊断，仅表现为胸腔积液时不能鉴别结核或转移瘤；包裹性积液以结核多见，但也可见于肺癌转移。

（吴兴华）

第二节　气管、支气管疾病

一、气管肿瘤

气管肿瘤较少见，绝大多数发生于成人，良性肿瘤以软骨瘤、乳头状瘤、纤维瘤、血管瘤和颗粒细胞母细胞瘤较常见，鳞状细胞乳头状瘤呈无蒂或乳头状结节性肿块，局限于气管黏膜。气管恶性肿瘤少见，约占恶性肿瘤的 0.1%。在成人，气管恶性肿瘤多于良性肿瘤，鳞状上皮癌多来自气管鳞状上皮，其次为囊腺样癌，来自气管壁上的黏液腺体。两者占气管恶性肿瘤的 80% ~ 90%。

（一）临床特点

气管肿瘤最好发的部位是气管下 1/3，鳞状细胞癌最多见于隆突上方 3 ~ 4 cm 之远段气管，其次为上段气管。临床症状多为非特异性，主要为呼吸时有哮鸣音，严重者可发生呼吸困难，并有咳嗽、咯血等；接近声门部的肿瘤可引起声音嘶哑，远段气管肿瘤可突入一侧支气管，引起气管阻塞；鳞状细胞癌和囊腺癌均可广泛转移至肺、肝和骨以及淋巴结。

（二）CT 表现

CT 主要用于观察肿瘤侵犯气管的范围以及侵犯气管壁的深度。良性肿瘤境界清楚，呈带蒂或无蒂突向腔内，通常侵犯气管壁不深，钙化常见于软骨瘤和错构瘤。恶性肿瘤显示气管壁受肿瘤浸润增厚（图5-9），或气管壁上软组织密度肿块，气管之侧后壁为最常见部位，多数不带蒂，偏心性生长，有时呈乳头状突向气管腔内，使气管腔呈不对称狭窄。30% ~ 40% 的恶性肿瘤直接向纵隔内扩展并侵犯纵隔结构。气管癌容易转移至纵隔内淋巴结。

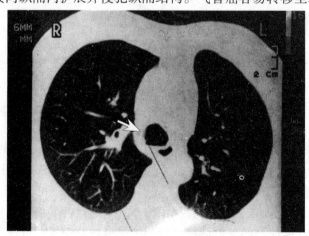

图5-9　气管肿瘤

气管下段近隆突部右侧壁局限性稍隆起（箭头），内表面欠光整，（气管镜）病理证实为气管鳞癌

CT可用于确定气管恶性肿瘤外科手术切除的可能性：有两个影响因素，一是气管上下侵犯的长度；二是气管侵犯的范围，在这两方面CT均优于普通X线。

二、先天性支气管囊肿（肺囊肿）

支气管囊肿是一种先天性疾病，与呼吸系统的发育障碍有关，发病多在青年或幼年期。部分发生于肺野，部分发生于纵隔，前者又称为肺囊肿。

（一）临床特点

支气管囊肿的形成与肺芽发育障碍有关。从胚胎第6周起，两侧肺芽开始分叶，右侧三叶，左侧二叶，形成肺叶的始基，支气管在肺内一再分支，形成支气管树，其末端膨大则形成肺泡。

支气管的发育是从索状组织演变成中空的管状组织，如由于胚胎发育的停滞，不能使索状结构成为贯通的管状结构，远端支气管腔内的分泌物不能排出，可积聚膨胀，形成囊肿。

囊肿的壁一般菲薄，内层为上皮层，有纤毛上皮或柱状上皮，有支气管壁内容，如平滑肌、软骨、黏液腺和弹力纤维组织，壁内无尘埃沉积，易与后天性囊肿区别。囊肿可单发或多发，可为单房或多房，含液囊肿中的液体可为澄清液或血液或凝固的血块，若囊肿和支气管相通可成为含气囊肿或液气囊肿。

临床表现：大部分患者无症状，胸部X线检查时偶尔发现。如囊肿甚大可压迫邻近组织或纵隔产生呼吸困难和紫绀等，少数患者有咯血，如继发感染则有发热、咳嗽、胸痛等。

（二）CT表现

1. 孤立性囊肿

多见于下叶肺。含液囊肿表现为圆形或椭圆形水样密度影，密度均匀，边缘光滑锐利，CT值一般为0~20 Hu，可高达30 Hu以上（图5-10），静脉注入造影剂后无强化。囊肿有时可呈分叶，因含黏液其CT值较高呈软组织密度，如位于肺野外周可误诊为周围型肺癌（图5-11）。如囊肿和支气管相通，有空气进入，则成为含气囊肿或液气囊肿。

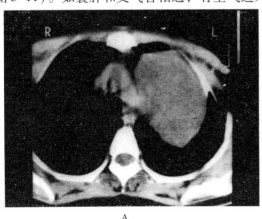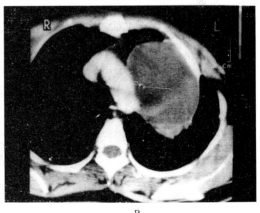

A B

图5-10　左上肺囊肿

左上肺野内6 cm×8 cm类圆形囊性肿物，边缘光滑锐利，密度均匀。肿物与纵隔紧贴，纵隔内血管有受压移位改变，增强扫描囊壁略有增强，囊内容无强化

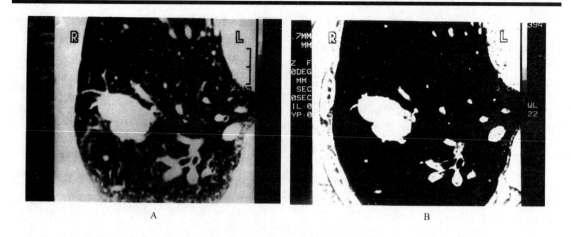

图 5-11　右下肺细支气管囊肿

A. 肺实质像，右下肺前基底段近胸膜处有一分叶状肿块，约 2.5 cm×3.6 cm 大小，轮廓清楚，边缘光滑；
B. 肺纵隔窗像，显示病变密度均匀，测 CT 值为 34 Hu，术前诊断为周围性肺癌，手术病理证实为细支气管囊肿

2. 多发性囊肿

根据发育障碍的产生情况，多发性肺囊肿一般为气囊肿，在一侧或两侧肺野内呈弥漫性多数薄壁环形透亮影，有些含有小的液平面。气囊影大小不等，边缘锐利，若囊肿并发感染则在其周围出现浸润性炎症影，囊壁增厚。

三、支气管扩张

支气管扩张可为先天性或后天性，以后天性多见，先天性支气管扩张为支气管壁先天发育缺陷薄弱所致。后天性支气管扩张因支气管感染或肺内病变牵拉引起，如肺结核、慢性肺炎及间质性纤维化，晚期可伴有局部支气管扩张，支气管近端梗阻，引起远端支气管扩张。

（一）临床特点

支气管扩张可分为 4 型：①柱状扩张；②囊状扩张；③混合型扩张；④尚有一种少见类型为限局性梭形扩张。柱状扩张为支气管腔呈柱状或杵状不均等扩张，或远端稍大，病变部位主要在亚肺段及其分支，病变程度严重者可累及肺段支气管；囊状扩张为病变支气管远端膨大呈囊状，病变多时呈葡萄串或蜂窝状，病变多侵犯 5~6 级以下小支气管；混合型为柱形扩张与囊状扩张同时存在，病变往往比较广泛明显。

（二）CT 表现

CT 扫描可采用 4~5 mm 中厚度自肺尖扫至肺底，也可采用薄层 1.5~2.0 mm 层厚，高分辨率 CT 扫描，间隔 8~10 mm，自肺尖扫至肺底。

CT 表现：CT 能提示有无支气管扩张及支气管扩张的类型、程度与范围。

1. 囊状支气管扩张

特征性 CT 表现为厚壁的囊腔聚集成堆或簇状或成串排列，合并感染时可见液面或因渗出物充满囊腔成多个圆形或类圆形之致密影（图 5-12）。这一型支气管扩张应与肺大泡与泡性肺气肿相鉴别，肺大泡与小泡其壁薄，位于肺野外围，不与肺动脉伴随。

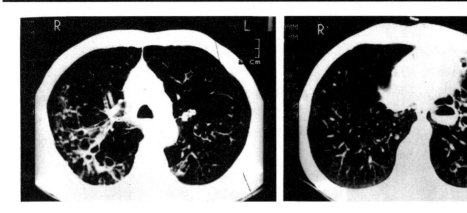

图5-12　囊状支气管扩张

A. 右上肺后段、前段，左上肺尖后段支气管扩张；B. 左下肺心缘旁囊状支气管扩张，囊内有气液面为合并感染

2. 柱状支气管扩张

CT表现为支气管管腔较伴行肺动脉管径明显增加，管壁增厚（图5-13），以高分辨率CT显示效果最佳，当扩张支气管内充满积液时可呈柱状或结节状高密度影。

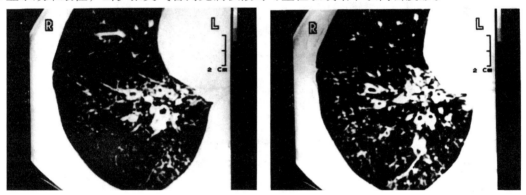

图5-13　柱状支气管扩张

A. 右下肺诸基底段支气管管壁明显增厚，管腔较伴行的肺动脉断面明显增粗；B. 为A下方9 mm层面，CT表现与A相仿，支气管造影证实为柱状支气管扩张

3. 混合型支气管扩张

兼有上述两型CT表现。

四、慢性支气管炎

慢性支气管炎是支气管的慢性炎症，其临床诊断标准与X线检查所见为大家所熟知，一般CT扫描很少单独用于慢性支气管炎的诊断，胸部CT检查主要是在普通X线检查基础上进行鉴别诊断。当临床症状不明确，胸片上发现网状纹理，常为排除其他疾病而进行胸部CT扫描。对于慢性支气管炎诊断明确，临床症状加重，胸部X线片不能除外肿瘤时也可行胸部CT扫描。

（一）临床特点

慢性支气管炎的病理变化是支气管黏膜充血、水肿，杯状细胞增生，黏液腺肥大，管腔内分泌物增加并有表皮细胞脱落、萎缩及鳞化。由于炎症的反复发作，支气管壁内结缔组织增生，并可见炎性细胞浸润，管壁内弹力纤维破坏，软骨变性萎缩，支撑力减弱，易于扩张或塌陷。慢性支气管炎向其周围蔓延可引起支气管周围炎，若炎症反复发作可引起支气管周围纤维化，慢性支气管炎可引起支气管扩张、肺间质性纤维化、肺炎及肺心病等并发症。

（二）CT 表现

慢性支气管炎的 CT 表现反映了它的病理变化，主要有以下 6 点。

1. 轨道征

慢性支气管炎时，由于支气管壁炎性增厚呈轨道征（图 5-14）；呈平行线状高密度影与支气管走行方向一致，此征以高分辨率 CT 扫描显示更加清晰。

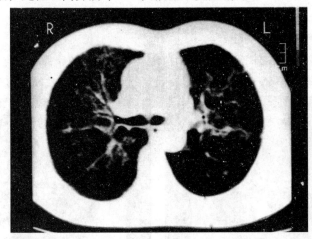

图 5-14　慢性支气管炎轨道征

两肺纹理紊乱，右上叶前段支气管及其分支与后段支气管壁均显示增厚

2. 肺气肿与肺大泡

CT 较普通 X 线更为清楚地显示小叶中心性肺气肿，全小叶肺气肿以及肺大泡等征象。

3. 弥漫性慢性炎症

肺野内可见多个斑点状与小斑片状密度增高影，多数代表小叶性肺炎或有部分不张。

4. 中叶慢性炎症

慢性支气管炎时并发中叶慢性炎症较常见，胸部 CT 扫描可发现胸片上不易显示的中叶慢性炎症与并发的支气管扩张，在 CT 上于中叶区可见不规则索条状与斑片状高密度影及比较厚的环形影。

5. 间质性纤维化

肺纹理增多紊乱，可呈网状，以肺野外周明显。

6. 肺动脉高压

CT 可准确测量肺动脉的直径，肺动脉高压时右肺动脉直径 >15 mm，肺中内带肺动脉增粗，周围肺动脉纤细、扭曲（图 5-15）。

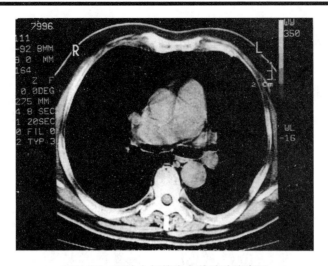

图 5-15 慢性支气管炎合并肺动脉高压

主肺动脉高度扩张，直径达 31 mm，右肺动脉明显增粗，直径约 20 mm

(吴兴华)

第三节 弥漫性肺疾病

一、特发性肺间质纤维化

特发性肺间质纤维化是下呼吸道原因不明的慢性炎症性疾病，它是以侵犯肺泡壁和肺间质为特征的慢性炎症，以参与炎症反应的细胞如吞噬细胞和中性粒细胞为主，尚有其他各种类型的细胞，产生纤维细胞增殖和胶原纤维的沉积。病理上病变呈多灶性，并显示不同阶段的炎症表现。

(一) CT 表现

应采用高分辨率 CT 扫描，以便更好地显示病变，有以下 6 种表现。

(1) 蜂窝征：这是最有特征性的 CT 表现。蜂窝征好发于胸膜下，蜂窝大小为 5 ~ 20 mm，呈斑片状，间隔正常的肺实质。晚期可呈弥漫性分布，在病变区域常伴有牵引性支气管扩张。

(2) 网状改变：这种改变早于蜂窝征出现；主要是累及小叶间隔与小叶中心结构；HRCT 表现为小叶间隔增厚，次肺小叶结构紊乱，在肺底部，增厚的次级小叶可呈现多角形（图 5-16）。

(3) 胸膜下间质纤维化：CT 表现为肋面脏层胸膜不规则增厚和叶间裂增厚。

(4) 支气管周围间质增厚与血管壁不规则：这一征象出现较少。

(5) 长索状瘢痕：见于进展期病例，病变呈细长索状致密影，穿过肺野向胸膜面延伸，形态上与血管容易区分；与此相似的纤维化表现也可见于类风湿、系统性红斑狼疮、硬皮病和混合性结缔组织病。

(6) 磨玻璃样密度：见于肺野周围，病变范围遵循肺叶的解剖，这一征象可能提示活动性肺泡炎症。

在肺的不同部位可出现疾病进展于不同阶段的 CT 表现，这些表现对于原发性肺间质纤维化的诊断，特异性如何尚不清楚。

（二）鉴别诊断

类风湿关节炎、硬皮病和其他胶原疾病的 CT 表现与本病十分相似，故诊断需结合临床。

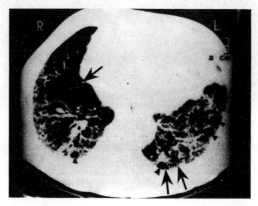

图 5-16　特发性肺间质纤维化

两下肺纹理增粗紊乱，正常肺结构消失，于胸膜下有不规则线状影（↑），
呈网状，为小叶间隔增厚表现，并可见小囊状气腔（▲）

二、矽肺

矽肺由吸入含有游离二氧化硅浓度很高的粉尘引起。吸入的矽尘在肺内产生增生性纤维改变，首先累及较细微的间隔结构，产生网织结节状改变，约 20% 的结节钙化，晚期融合成团块。肺门淋巴结反应性增大，并可有蛋壳样钙化。矽肺的诊断有赖于传统的 X 线，但 CT 对于检出小结节的范围与程度以及弥漫性或局限性肺气肿优于 X 线。CT 能较容易发现与矽肺合并的结核与肿瘤。

CT 表现：单纯的矽肺主要 CT 表现是肺内多发结节，绝大多数 <1 cm，主要见于上叶，在肺的后部分布更多，X 线平片难以显示出这种分布特点。结节边缘较清晰，密度较高（图 5-17）。当病变进展时，结节增大，数目增多并可融合，较大的融合块即进展性的块状纤维化在 CT 上容易识别。通常伴有血管纹理中断和肺大泡形成，小叶间隔常增厚，但不是矽肺的主要特征。

三、石棉肺

是吸入石棉纤维所致，引起肺实质与胸膜的损害。

肺实质的损害主要是间质的弥漫纤维化。纤维化过程从小叶中心、终末细支气管水平开始，首先侵犯两下肺、胸膜下，以两下肺为主，呈多灶性，间有正常的肺实质，胸膜下蜂窝状改变仅见于 10% 的患者。

胸膜的损害是胸膜斑，呈灰白色，表面光滑，质地较硬，境界清晰，微凸于表面，最多见于肋面胸膜之后外侧以及覆盖下叶与膈的胸膜。

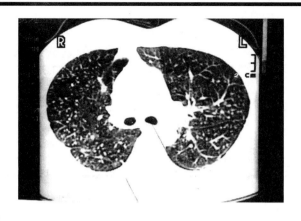

图 5-17　矽肺
两上肺内弥漫性小结节影，直径为 2 ~ 4 mm，以肺后
部较密集，结节密度较高，边缘清晰

CT 表现：需用高分辨率 CT 扫描，有以下 6 点。

1. 胸膜下曲线

在胸膜下 1 cm 外，与内侧胸壁平行，常见于肺后部，长度为 5 ~ 10 cm，代表初期纤维化，可能是胸膜下淋巴网的增厚所致。

2. 小叶间隔增厚

见于胸膜下肺实质部位，为垂直于胸膜面的细短白线。

3. 小叶内线

呈细分支状结构，起于胸膜下 1 cm 处；与胸膜下不接触；为小叶小动脉及伴行终末细支气管及其周围间质纤维化增厚的表现。

4. 蜂窝状改变

为胸膜下小囊腔，大小为 2 ~ 4 mm，一般散在，好发生于下叶后部，与胸膜接触处明显增厚。

5. 肺实质束带

为线状致密影，长 2 ~ 5 cm，通过肺部与胸膜面接触，不具备血管的形态，也不与血管走行方向一致。常伴邻近肺实质扭曲。

6. 胸膜改变

显示胸膜不规则增厚，表现为不同厚度的线状致密影，呈扁平或不规则状边缘，约 10% 病例胸膜斑块可发生钙化，此外还可见胸膜广泛增厚；其密度低于胸膜斑块；形成上下 8 ~ 10 cm、向一侧扩展 5 cm 的一片增厚，后胸壁与脊柱旁区为最常见部位。

（吴兴华）

第六章

脾脏疾病 CT 诊断

第一节　脾的正常变异及先天异常

一、副脾

副脾的发生率比较高，尸检的检出率为 10% ~ 30%。副脾多位于脾门，也可位于脾脏周围，由正常的脾组织构成，为结节状或球状的组织。多数患者无症状，故副脾本身无临床意义。认识它的重要性如下：①脾摘除后副脾可增生；②勿将副脾误认为淋巴结肿大或其他肿物；③副脾也可发生脾脏的病变，如淋巴瘤。

副脾可为一个或多个，每个为数毫米（mm）至数厘米（cm）不等。CT 平扫及增强扫描多可确诊副脾，副脾结节边界清楚，较大的副脾有时可见脾门，副脾实质的密度或增强特性与正常脾脏相同（图 6-1），较大的副脾动脉期可见花斑样强化。极少数副脾可嵌入胰尾，其 CT 表现与胰外副脾相似，但因位置特殊，且通常较小，容易误诊为胰岛细胞瘤，应引起重视，MRI 各序列上副脾信号与主脾一致有助于诊断。

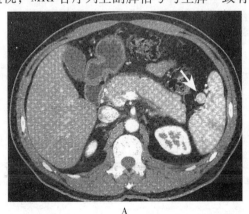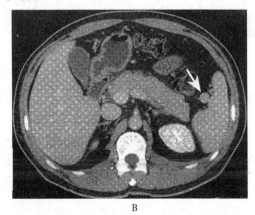

A　　　　　　　　　　　　　　　　B

图 6-1　副脾

脾门处一小圆形结节（箭头），直径约 1.5 cm，边缘光滑整齐，CT 增强扫描动脉期（A）显示结节明显强化，静脉期（B）结节密度减低。结节的强化方式与脾实质相似

二、无脾症

无脾症为少见的先天异常，多同时合并其他先天异常，如先天性心血管疾病。

三、多脾综合征

多脾综合征是罕见的先天性多系统发育畸形，包括多脾、先天性心血管异常、腹腔内脏位置异常等。CT表现为：①有一个或多个副脾；②脾脏异位，可位于右侧腹部；③多同时有多脏器的异位症，如右位心、异位的肝、胃肠、胆囊胆管等，即内脏异位或转位症（图6-2）；④个别病例有可能同时发生胆囊先天缺如、心脏与大血管发育不全、畸形等。

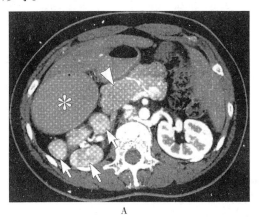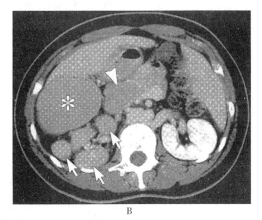

图6-2　多脾综合征

CT增强扫描动脉期（A）及静脉期（B）示内脏反位，胃（星号）及呈现多个结节的脾（短箭头）位于右上腹，胰腺短粗（长箭头）

（王书亚）

第二节　脾脓肿与脾结核

一、脾脓肿

（一）临床特点

脾脓肿是一种比较少见的感染性病变，多合并全身感染或脾周围有感染或外伤等。近年来发现免疫功能低下的患者（如HIV阳性、接受免疫抑制治疗的患者）以及长期重病患者中发生脾脓肿的可能性有增多的现象。

此类患者有明显的全身感染症状，如发热、白细胞增高、腹痛、脾肿大等。

脾脓肿多为多发，大小不一，少数为单发。

（二）CT表现

脾脓肿早期炎性阶段可没有明确异常或仅有脾脏肿大，脓肿形成后则多表现为圆形或椭圆形低密度区，脓液 CT 值 20 Hu 左右。境界不清，增强后脓腔内脓液无增强，而脓肿壁则有强化现象，典型的脓肿壁可见两层结构，内层为肉芽组织层，动脉期可见明显强化。外层水肿的纤维组织层，表现为动脉期呈低强化（图 6-3），如延迟时间达 3~5 分钟，尤其是行 MRI 增强扫描，可见延迟强化。典型的脾脓肿与肝脓肿的 CT 表现相似，只是动脉期脾实质呈不均匀明显强化，肝脓肿周围肝实质常见充血反应（动脉期一过性强化）在脾脓肿难以看到。若为产气菌感染则在脓腔内可见气泡或气-液平面，对脓肿的诊断具有特异性。当脓肿多发而又较小时，则常表现为增强的脾内有斑片状或粟粒状低强化。

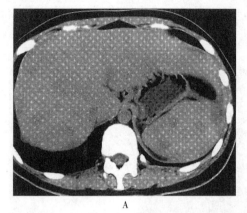
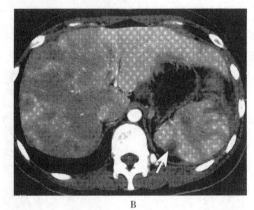
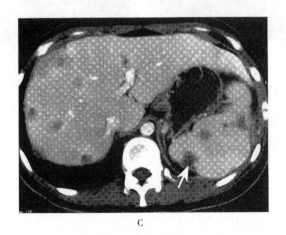

图 6-3　肝、脾多发脓肿

A. CT 平扫，肝、脾实质内显示小圆形低密度病灶；B 和 C 为 CT 增强扫描动脉期及静脉期，可见上述病灶环状强化，其中脾内较大的病灶（箭头）清楚显示脓肿壁的两层结构，内层高强化明显为肉芽组织层，外层低强化为水肿的纤维组织层

二、脾结核

（一）临床特点

脾结核多为全身结核的一部分，由肺结核经血行播散而来。在临床方面脾结核有以下表现：①患者多为中青年，多有肺结核；②患者全身状况较差，消瘦、乏力、发热、脾肿大、

腹痛，脾区明显压痛；③若合并其他脏器结核，如肾结核则有相应脏器症状。病理学上脾结核分为4型：①干酪纤维结节型；②粟粒型；③液化坏死型，即结核性脓肿；④钙化型，为结核愈合后表现。

（二）CT表现

不同类型的结核有不同的CT表现，但临床上常常为多种类型混合存在。病变早期或粟粒型结核，可仅有脾脏轻至中度增大，而无明确局灶病变。干酪纤维性结节型平扫可见不均匀略低密度结节，可合并钙化，增强扫描呈不均匀强化（图6-4），无明显的强化软组织密度区常提示干酪样坏死（图6-5）。液化坏死型的CT表现与脾脓肿相似，中心低密度区，CT值15~30 Hu，无强化，周边可见环状强化，有时可显示类似脓肿的多层脓肿壁结构；钙化型则表现为脾实质内以钙化为主的混杂密度结节，或可表现为脾实质内散在分布的针尖状或小结节状钙化（图6-6）。

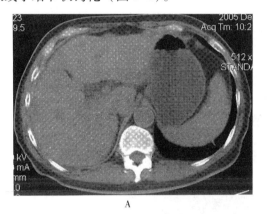

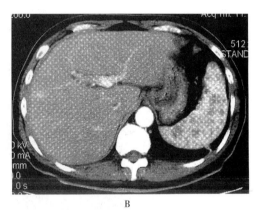

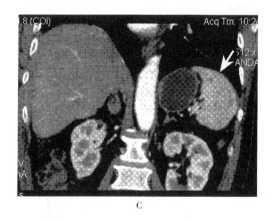

图6-4　多发脾结核

A. CT平扫，脾脏密度均匀，大小正常；B. 增强CT扫描动脉晚期，脾脏内多发较低增强结节；C. CT增强扫描动脉期冠状面重组，显示脾脏内病灶弥漫性分布（箭头）

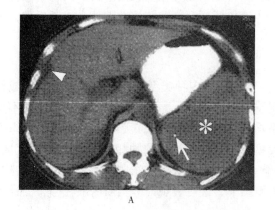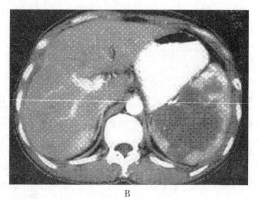

A   B

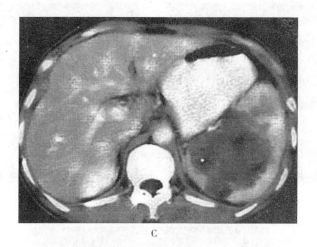

C

图 6-5　脾结核干酪样坏死

CT 平扫（A）显示脾明显肿大，内见不规则低密度区（星号），边界不清，其内侧方尚见一点状钙化（长箭头），肝周腹膜见一结节（短箭头）；动态增强扫描动脉期（B）及门静脉期（C）显示脾内病变体无明确强化，提示干酪样坏死，肝周腹膜结节中度强化

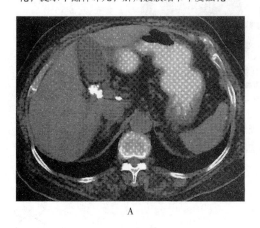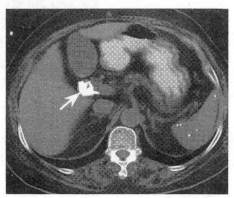

A   B

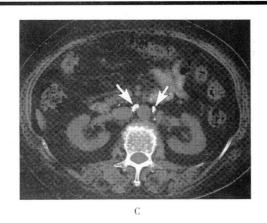

C

图6-6 钙化型脾结核

CT平扫，显示脾实质内多发小结节钙化，肝门区及腹膜后间隙另见多个钙化淋巴结（箭头）

（王书亚）

第三节 脾外伤

腹部挫伤时最常伤及脾脏，若不及时诊治死亡率也很高。

一、临床特点

脾脏外伤的临床表现：①一般有脾部挫伤史，但当脾脏本身有病变时，即使无明确的外伤也可发生脾脏破裂；②当脾外伤后，可出现左腹部疼痛，脾脏增大、压痛以及腹膜激惹症状及征象；③当伴有脾完全破裂时，患者的血红蛋白急速下降，并有休克等严重症状。

脾外伤的分型：①脾挫伤；②包膜下血肿，多于包膜下实质损伤而局部脾包膜仍完整时发生；③脾实质内损伤而无脾脏破裂，此时多在脾髓内形成大小不等、形状不规则的血肿；④脾破裂，此时脾实质与包膜均有破裂，除脾内有出血外，脾周围及腹腔内均有出血。

二、CT表现

CT检查目前已成为怀疑脾外伤时首选的检查方法，因为CT发现脾外伤的敏感性及特异性均甚高。此外腹部外伤常常可为多组织、多器官的复合外伤，如肝、肾、胃肠道同时受损，此时CT的作用就远远超过超声及血管造影等检查方法。由于病情常常危重，患者多带有生命支持设备，无法行MRI检查，CT检查就十分重要。

单纯脾挫伤CT可无异常表现。脾包膜下血肿常呈新月形或梭形，脾实质内血肿则呈类圆形或不规则形。早期血肿密度略高于脾实质（图6-7），随出血时间的延长，血肿密度逐渐下降；各期血肿CT增强扫描均无强化（图6-8）。脾局部破裂时，表现为脾内局限性低密度或稍高密度区，增强扫描破裂区无强化（图6-9），并可显示裂口；脾脏完全性破裂时，脾曲、脾周、腹腔内均可见不规则的血肿存在，此时脾脏体积增大，外形不整齐，有撕裂裂隙贯穿脾脏，脾外周也有密度较高的血凝块出现。

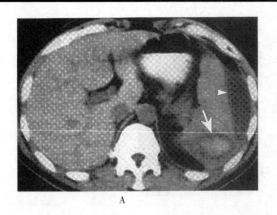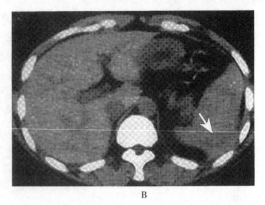

图 6-7　脾实质血肿伴包膜下血肿

CT 平扫（A）显示脾实质内类圆形高密度血肿（短箭头）及低密度包膜下积液（长箭头）；2 个月后复查 CT 平扫（B）显示脾实质血肿基本吸收，局部残留较小的略低密度病变（箭头）

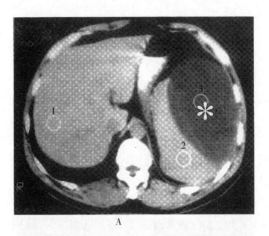

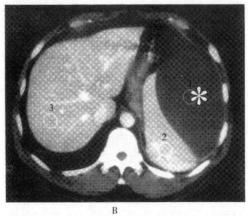

图 6-8　脾包膜下血肿

A. CT 平扫显示脾脏外侧缘半月状低密度区（星号）；B. 增强扫描无强化，边缘显示更清晰

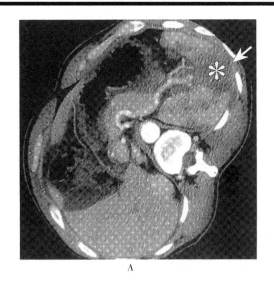
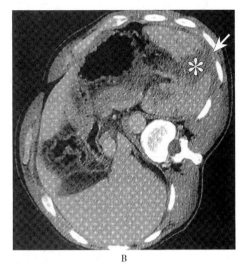

A　　　　　　　　　　　　　　　B

图 6-9　脾破裂

CT 增强扫描动脉期（A）及静脉期（B）显示脾实质内不规则无强化区（星号），提示脾破裂出血；包膜下（箭头）及脾门区见新月形略低密度影，CT 值 30~40 Hu，双期无明显变化，提示脾周血肿

（白　天）

第四节　脾肿瘤

脾肿瘤可分为原发性肿瘤和转移性肿瘤。脾原发性肿瘤中超过 85% 为血液淋巴系统的恶性肿瘤；其余不到 15% 的原发性肿瘤中，绝大多数为脉管源性的肿瘤，其他肿瘤极为罕见。脾脉管源性肿瘤常见的有血管瘤、淋巴管瘤和错构瘤，少见的有窦岸细胞血管瘤和血管肉瘤，血管内皮瘤和血管外皮瘤罕见。

一、脾淋巴瘤

（一）临床特点

淋巴瘤是脾脏较常见的恶性肿瘤，它可以是全身淋巴瘤的一个组成部分，也可以是脾脏原发性淋巴瘤，以前者较为多见。脾淋巴瘤患者的脾脏增大或手触其边缘有结节状感觉；有时患者感左上腹疼痛。若为全身淋巴瘤，则腹股沟、腋下或锁骨上区可触及肿大淋巴结；白细胞和血小板可减少。

在病理学上，淋巴瘤可以为霍奇金淋巴瘤或非霍奇金淋巴瘤，这两种淋巴瘤均可累及脾脏。脾淋巴瘤大体病理可分为 4 型：①弥漫浸润型，恶性肿瘤细胞在脾实质内弥漫浸润，肉眼不能发现具体病灶；②粟粒型，多发微小病灶在脾实质内弥漫分布；③结节型，单发或多发结节病灶，最大病灶的长径小于 5 cm；④肿块型，单发或多发病灶，最大病灶的长径达到 5 cm 以上。

（二）CT 表现

弥漫浸润型和粟粒型脾淋巴瘤在 CT 上仅表现为脾脏肿大，而不能显示具体病灶，结节型和肿块型淋巴瘤可见脾实质内单发或多发的局灶病灶，平扫时因病变密度与脾实质相近或仅略低于脾实质而难以显示，需要进行动态增强扫描。淋巴瘤血供不丰富，强化程度不及脾实质，各期往往都呈相对低密度（图6-10）；理论上动脉期因脾实质密度明显强化，病灶与脾实质的对比最好，但正常脾实质动脉期呈花斑状强化，因此小的肿瘤结节在动脉期依然难以辨认，而在门静脉期及平衡期可呈现相对略低密度。另外，多数病例在腹膜后间隙和腹腔可见多发肿大淋巴结。无论是脾内淋巴瘤病灶还是淋巴结病变，典型者都表现中低程度强化，强化较为均匀，罕有坏死。需要注意的是，弥漫大B细胞淋巴瘤可出现脾内病变和淋巴结内的明显坏死区域。

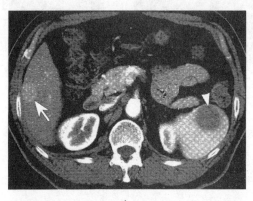

A

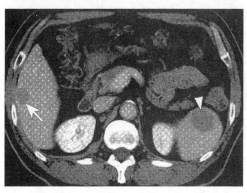

B

图6-10　脾结节型淋巴瘤合并肝细胞癌

CT增强扫描动脉期（A）显示肝内明显强化结节（短箭头）及脾内低强化结节（长箭头）；门静脉期（B）显示肝内结节密度减低（短箭头），低于肝实质；脾内病变仍呈低强化（长箭头）。手术病理证实肝内病灶为肝细胞癌，脾内病灶为淋巴瘤

二、脾白血病

白血病常可累及脾脏，浸润脾实质，使脾整个肿大，少数情况下可见局灶性病变。

白血病累及脾脏通常仅表现为脾肿大，尤以慢性粒细胞白血病或慢性淋巴细胞白血病患者脾肿大最为明显，且常合并脾梗死。肿大的脾脏动脉期强化程度减低，花斑状强化不明显，多不能显示局灶性病变；少数情况下在普遍肿大的脾脏内有多发的低强化病灶存在，边界不清（图6-11A、图6-11B）；若合并脾梗死则可出现尖端指向脾门的楔形无强化区（图6-11C）。部分白血病尤其是慢性淋巴细胞白血病患者，可合并淋巴结肿大（图6-11C、图6-11D）。

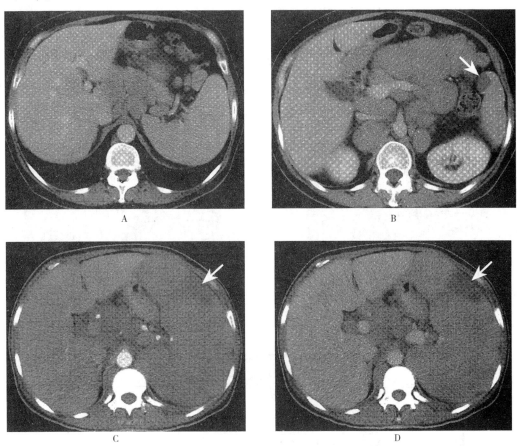

A　　　　　　　　　　　　B

C　　　　　　　　　　　　D

图6-11　脾白血病

CT增强扫描静脉期（A，B）显示脾肿大，脾脏前下缘可见一低强化结节（箭头）；另见腹腔及腹膜后间隙多发肿大淋巴结。C、D为另一病例。CT增强扫描动脉期（C）及静脉期（D）显示脾明显肿大。脾实质内见一尖端指向脾门，基底位于外缘的楔形无强化低密度区，为继发的脾梗死（箭头）。另见腹膜后间隙多发肿大淋巴结

三、脾转移瘤

　　脾转移瘤较少见，发病率明显低于肝转移瘤，可能与肝脏存在门静脉血供有关。转移瘤发生于脾脏往往是晚期肿瘤的表现，通常合并有其他脏器的转移，单独发生于脾脏的转移瘤少见。脾脏转移的发生与机体的免疫功能有密切关系，发现脾转移的病例多说明免疫功能受损，与预后有直接关系。脾转移的途径以血行播散为主，少数为直接侵犯或种植转移。脾转移瘤常来源于肺癌、乳腺癌、前列腺癌、胃肠道恶性肿瘤，少数来源于生殖系统的恶性肿瘤、恶性黑色素瘤、骨及软骨恶性肿瘤等。恶性黑色素瘤很容易转移到脾脏，但国人黑色素瘤的发病率较低，因此脾转移瘤中来源于恶性黑色素瘤者并不常见。

脾转移瘤的 CT 表现比较复杂，随原发瘤不同而呈现不同的 CT 表现。脾脏可有肿大，转移灶可单发或多发，平扫表现为低密度或等密度，边缘清楚或不清楚；增强扫描转移瘤密度常低于脾脏实质，多数境界清楚（图 6-12）。有些转移瘤可相互融合，此时境界不清楚；偶尔可见转移瘤表现为囊性水样密度。同时伴有腹膜（腹腔积液或结节、肿块）、肝及其他脏器转移灶时对诊断有帮助。在鉴别诊断方面，多发的转移瘤应与脾淋巴瘤鉴别，前者多发生于恶性肿瘤广泛转移的晚期，且较大的转移瘤常发现病灶内坏死，有助于鉴别诊断。

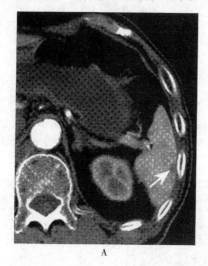
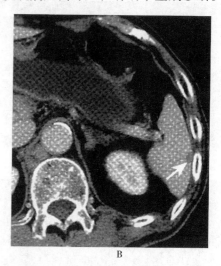

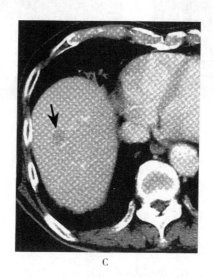

图 6-12　结肠癌肝、脾转移

CT 增强扫描动脉期（A）及门静脉期（B）显示脾内低强化小结节（白箭头）；门静脉期（C）肝内也见低强化转移灶（黑箭头）

四、脾血管瘤

脾血管瘤为脾内最常见的良性肿瘤，尸检发现率为 0.3%～1.4%。好发年龄为 30～50

岁，没有明显的性别倾向。脾血管瘤患者多无症状，体检时偶而发现。当病变较大时可有左上腹胀痛。

脾血管瘤的组织学类型包括海绵状血管瘤、毛细血管瘤和混合性血管瘤，其中绝大多数为海绵状血管瘤。脾血管瘤可多发，也可单发，瘤内可有栓塞、出血、纤维化或钙化成分，生长一般较慢，偶尔较大的血管瘤在外伤时也可能发生破裂。

CT 影像显示小的血管瘤，脾体积常无变化；较大的血管瘤，脾可增大。平扫时，脾血管瘤常表现为略低密度或等密度肿块，大的血管瘤中央区域可见不规则的更低密度瘢痕，少数血管瘤可见钙化。脾血管瘤的 CT 动态增强扫描的表现与肝血管瘤类似，可表现为以下 3 种强化模式。①动脉期病灶周边结节状强化，门静脉期及平衡期对比剂逐渐向心填充，最后病变主体呈较均匀等密度或略高密度，如血管瘤有血栓、瘢痕等成分，则表现为不均匀强化，瘢痕区表现为无强化的相对低密度。需要指出的是，由于动脉期脾实质呈花斑状明显强化，如果动脉期血管瘤周边区域强化结节太小，则与周围脾实质明显强化的区域难以辨别。②动脉期整个病灶明显强化，以后各期密度略高于脾实质或呈等密度，这种强化模式的血管瘤通常较小。③缓慢强化，到平衡期仍呈相对低密度，需要延迟更长时间对比剂方能填充整个病灶。

五、脾血管肉瘤

脾血管肉瘤是最常见的脾脉管源性恶性肿瘤，起源于脾血窦内皮细胞，恶性程度高，生长较快，极具侵袭性，发现时一般已经有远处转移，预后差，半年生存率不足 30%。好发于老年人，无明显性别倾向。主要临床表现为腹痛、左上腹肿块、发热、消瘦、贫血及血小板减少，30% ~40% 发生脾破裂。

脾血管肉瘤的 CT 表现包括脾脏明显肿大，实质内大肿块，呈不均匀低密度，边界不清；增强病灶不均匀强化，实性部分强化较明显，强化可类似血管瘤；坏死囊变区无强化；可合并腹水；常有肝脏及其他脏器转移；原发病灶及转移灶都可有出血，MRI 对于病变内出血的显示优于 CT。

六、脾淋巴管瘤

脾淋巴管瘤是一种少见的先天性畸形。在病理学上可分为 3 种类型：①毛细血管性淋巴管瘤；②海绵性淋巴管瘤；③囊性淋巴管瘤。以囊性淋巴管瘤最常见。

脾淋巴管瘤可累及全脾或大部分脾脏。它主要是由不同程度扩张的淋巴管样结构组成，扩张的管腔内含有嗜酸性淋巴液。脾脏可有不同程度的增大。脾淋巴管瘤患者多为中青年，症状不典型，临床表现为左上腹部胀满或轻微胀痛。

囊性淋巴管瘤的 CT 表现：脾脏可有增大，脾内见有单发或多发大小不等的低密度病灶，水样密度或略高于水。淋巴管瘤边界清楚但外形不规则，常有分叶；增强囊性淋巴管瘤的囊腔不强化，囊壁和间隔可有强化（图 6-13A ~图 6-13C）；淋巴管瘤周围有时可见微小的囊状卫星灶，对诊断颇有帮助（图 6-13D、图 6-13E）。海绵状淋巴管瘤和毛细淋巴管瘤较少见，可出现病变主体强化，尤其是毛细淋巴管瘤可表现为实性肿块。

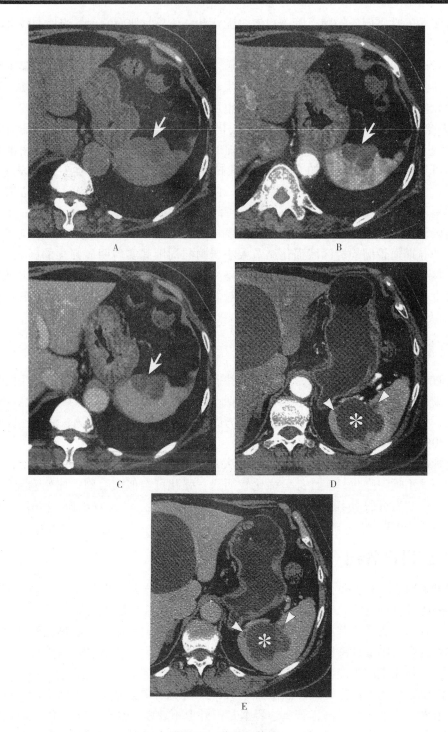

图 6-13 脾淋巴管瘤

CT 平扫（A）显示脾内单发的明显分叶状低密度病变，CT 值 14 Hu；增强扫描动脉期（B）及门静脉期（C）显示病变主体不强化，其内间隔轻度强化（箭头）；D、E 为另一病例。CT 增强动脉期（D）及平衡期（E）显示脾实质内低密度病变，CT 值 19 Hu，无强化，明显分叶（星号）；病灶周边脾实质内见多个小囊状卫星病灶（箭头）

七、脾错构瘤

脾错构瘤是第三常见的脾脏脉管源性肿瘤，仅次于血管瘤和淋巴管瘤，尸检检出率为0.024%～0.13%。脾错构瘤可能由于脾胚基早期发育异常，脾正常组织构成比例及分布混乱所致。组织学上脾错构瘤由大量的红髓及少量白髓构成，并含有多少不一的纤维组织，部分病灶内可以出血、钙化。根据瘤内组织成分的不同分为 4 种组织类型：红髓型、白髓型、混合型及纤维型，其中红髓型最常见，占 70%～80%。病灶可单发或多发，边界清楚，无包膜。

脾错构瘤可发生于任何年龄，无明显的性别倾向。一般无症状，在体检或因其他疾病行影像学检查时偶然发现；少数病例可合并血液异常，如贫血、血小板减少或全血细胞减少，上述异常往往可以在病灶切除后消失。脾错构瘤属于肿瘤样增生性病变，预后良好，绝大多数患者无须治疗，合并有血液异常者可考虑手术切除。

脾错构瘤大小不一，直径 1～10 cm，CT 平扫常呈略低密度或等密度，有时仅见脾轮廓局限性隆起，部分错构瘤可见钙化。文献中提到病灶内见脂肪组织为脾错构瘤的特征性表现，但实际上这种表现极为罕见，据报道 13 例手术证实的脾错构瘤中均未见内含脂肪组织。增强扫描多数病灶表现为动脉期周边强化或不均匀，随时间延长逐渐延迟强化；部分红髓型错构瘤可表现为动脉期明显强化，以后各期呈等密度或略高密度（图 6-14、图 6-15）。

脾错构瘤的 CT 强化模式与血管瘤相似，有时鉴别诊断有困难。MRI 对于脾错构瘤的诊断具有一定价值。

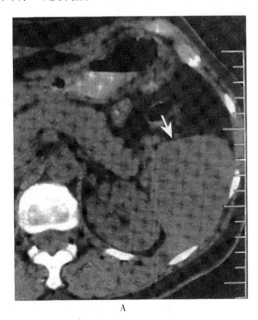 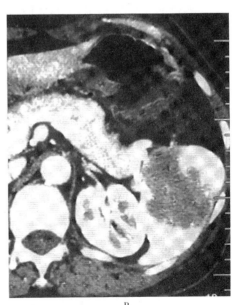

A　　　　　　　　　　　　B

图 6-14

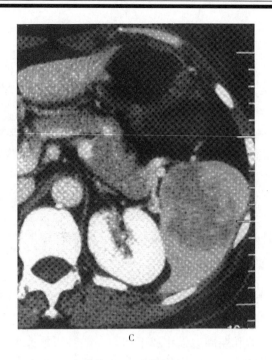

C

图 6-14　脾错构瘤

CT 平扫（A）显示脾轮廓饱满，局部微凸，内见类圆形略低密度区，边界不清（箭头）；增强动脉期（B）显示肿块轻度不均匀强化，强化程度低于明显强化的脾实质；门静脉期（C）显示肿块呈渐进性延迟强化，部分区域与脾实质强化程度相似。手术病理证实为红髓错构瘤

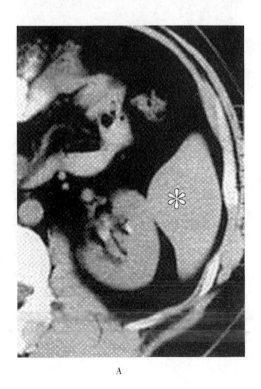

A

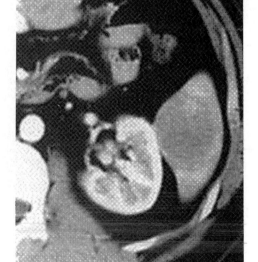

B

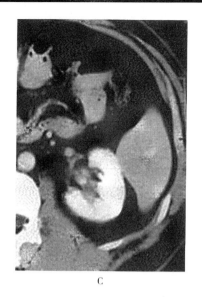
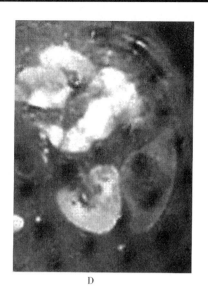

图 6-15　脾错构瘤

CT 平扫（A）显示脾内缘隆起，局部略低密度类圆形占位（星号）；CT 增强动脉期（B）显示病灶周边斑片状强化，中心呈相对低强化；平衡期（C）显示病灶逐渐延迟强化，有向心"填充"趋势；MRI T_2WI（D）显示肿块信号低于周围脾实质。手术病理证实为红髓型错构瘤

八、脾的其他肿瘤

1. 脾血管内皮瘤

为脾脉管源性肿瘤，起源于脾血窦内皮细胞，为低度恶性肿瘤，恶性程度明显低于同一起源的血管肉瘤。脾血管内皮瘤罕见，CT 表现缺乏特异性。

2. 脾血管外皮瘤

为罕见的脾脉管源性肿瘤，起源于血管外皮细胞，CT 表现无特征性。

3. 脾窦岸细胞血管瘤

为少见的脾脉管源性肿瘤，起源于脾血窦的窦岸细胞，该细胞的特征是同时具有内皮细胞和巨噬细胞的特点。该病常有脾肿大，呈多发结节，大小不一，CT 平扫等密度，动脉期低强化，平衡期延迟强化而呈等密度，呈渐进性填充的强化方式，类似血管瘤。在 MRI T_2WI 上表现较具特征性，肿瘤整体在 T_2WI 上呈明显高信号而类似血管瘤，但瘤内常见灶性低信号区。低信号的原因是因瘤内窦岸细胞会吞噬衰老的红细胞，导致铁质在肿瘤内沉积。

4. 脾纤维瘤

为较致密的境界清楚的结节，无症状，CT 无特征性表现。

5. 脾脂肪瘤

为境界清楚的低密度病灶，平扫为负值，因血供少，一般不强化，CT 有特征性表现而容易确诊。

（白　天）

第七章

骨与关节疾病CT诊断

第一节 骨与关节外伤

一、腕骨骨折

腕骨分为近侧排与远侧排，其间由多个韧带固定与连接，重要的韧带和软骨包括尺侧与桡侧副韧带及三角软骨，均可损伤，需 MRI 显示。腕骨骨折以舟骨最常见，腕骨脱位以月骨最常见，其他腕骨也可发生骨折。

（1）舟骨骨折以中段最常见（图 7-1A）。

（2）三角骨骨折累及体部（图 7-1B）或为背侧撕脱性及粉碎性骨折。

（3）豆骨骨折为线状、粉碎性及压缩性骨折，可并发其他腕骨骨折（图 7-1C）。

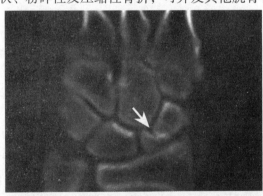

A

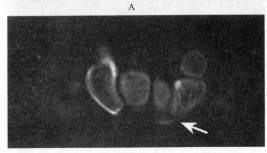

B

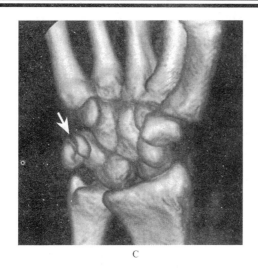

图 7-1 腕骨骨折

A. 右舟骨骨折。冠状位 MPR，白箭头示舟骨中断；B. 三角骨骨折。
轴位，白箭头示三角骨背侧皮质中断；C. 豆状骨骨折。白箭头示骨折
线及分离

二、桡骨远端骨折

桡骨远端骨折为常见的骨折之一，包括多种类型。典型者为 Colles 骨折，其骨折远端向桡背侧移位及向掌侧成角；若骨折远端向掌侧移位及向背侧成角，则称 Smith 骨折。

（1）多位于桡骨远端距关节面 2.5 cm 范围内，骨折线常为横行，也可为斜行与 "T" 字形，并累及关节面（图 7-2A、图 7-2B）。

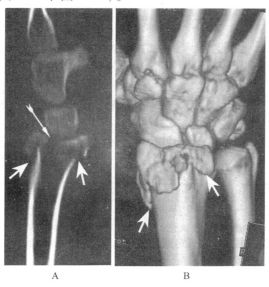

图 7-2 桡骨远端 T 形骨折

A. 矢状位 MPR，2 个白箭头示右桡骨远端多发骨质中断，并累及关节面（白
色羽状箭头）；B. VR 图清楚显示碎骨片形态（2 个白箭头）

（2）可并发尺骨茎突骨折。

三、前臂骨干骨折

前臂骨干骨折同时累及尺骨、桡骨或其中之一伴另一骨脱位。多见于青少年，为跌倒、打击及旋转暴力致伤。

（1）骨折线位于相同或不同水平，呈横行、螺旋形或斜行，远端旋转、成角。

（2）儿童可为青枝骨折。

（3）Galeazzi 骨折：桡骨干骨折 + 尺骨、桡骨远侧关节脱位 + 三角软骨损伤。

（4）Monteggia 骨折：桡骨小头脱位 + 尺骨近段骨折。

四、肩胛骨骨折

肩胛骨形态复杂，且为薄而扁平的骨骼，因此 X 线平片有时难以显示其骨折。肩胛骨骨折以体部最常见，其他包括肩胛颈、关节盂、喙突、肩峰等骨折。临床上常为直接暴力伤所致，可合并肩关节脱位、肋骨骨折、气胸或血气胸、胸壁软组织损伤等。

（1）肩胛骨各种形态的骨质中断，VR 图及 MIP 图显示其概观。

（2）邻近软组织肿胀、肋骨骨折、气胸。

（3）增强 CT 或 CTA 显示并发的血管损伤。

五、肩关节脱位

由于解剖结构的原因，肩关节脱位及骨折极为常见，居大关节脱位的首位。根据肱骨头移位分为前、后脱位及脱位伴骨折。

1. 前脱位

占 95%，为肱骨头向下移位至喙突、锁骨或关节盂下方，多并发大结节撕脱性骨折（图 7-3A、图 7-3B）。

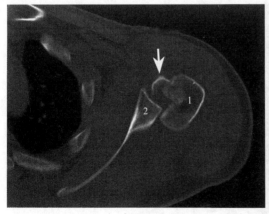
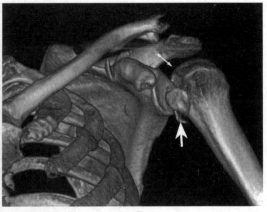

A   B

图 7-3 肩关节脱位

A. 轴位 CT，肱骨头（1）内旋，与关节盂（2）对应关系部分丧失，大结节片状撕脱（白箭头）；B. VR 图前面观，肱骨头下移（白色羽状箭头）及骨片分离（白箭头）

2. 后脱位

少见，肱骨头后移，常伴关节盂软骨骨折。

3. 骨折脱位

肱骨头向下移位，外科颈骨折，骨折远端上移，易并发血管神经损伤。

六、跗骨骨折

跗骨包括距骨、跟骨、舟骨、3块楔骨、骰骨，其中距骨与跟骨是负重的主要跗骨，因此其骨折的评价及治疗至关重要。

（1）距骨骨折可位于其颈部、头部，常并发距下关节脱位（图7-4A），颈部骨折易继发缺血性坏死及骨性关节炎。

（2）跟骨骨折一般为坠落伤所致，以粉碎性及压缩性骨折多见，CT可清楚显示骨折线及变形程度、距下关节脱位（图7-4B）。

（3）跟骨骨折还可发生于跟骨结节及载距。

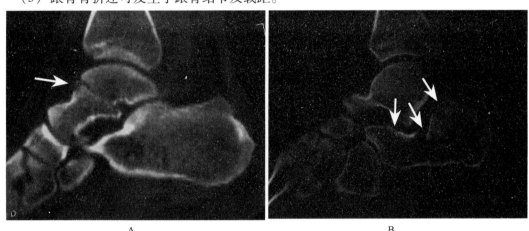

A　　　　　　　　　　　　　　　　B

图7-4　跗骨骨折

A. 距骨体中断（白箭头），远端稍向后下移位；B. 跟骨多发骨质中断（3个白箭头），距下关节间隙增宽，足弓消失

七、距小腿关节骨折

距小腿关节是人体最易损伤的大关节之一，外伤机制包括内翻及外翻、外旋、垂直暴力致伤，多并发韧带损伤，儿童则可出现骨骺分离。以外踝骨折最常见。本病可伴距小腿关节脱位。

（1）根据发生部位分为外踝、内踝、后踝、"双踝"及"三踝"骨折，骨折线呈横行、斜行、螺旋形及粉碎性（图7-5A、图7-5B）。

（2）特殊类型骨折包括 Tilaux、Dupuytren、Wagstaff、Maisonneuve 及 Bosworth 骨折等。

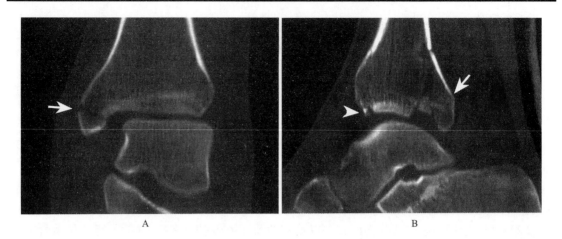

A   B

图 7-5   距小腿关节骨折

A. 冠状位 MPR，内踝中断（白箭头）；B. 矢状位 MPR，后踝多处中断（短白箭头），胫骨下端前缘小骨片撕脱（长白箭头），累及关节面，距小腿关节软组织肿胀

八、胫骨平台骨折

胫骨平台骨折为膝关节最常见的骨折，部分平片难以显示，断面成像对于诊断具有重要价值。

（1）80% 累及平台外侧。

（2）由于为关节内骨折，因此常见关节囊积血及骨髓内脂肪释出所致的脂肪—血液界面（脂—血征）。

（3）Schatzker 分型：Ⅰ 型，平台外侧线状骨折；Ⅱ 型，平台外侧线状骨折 + 压缩性骨折；Ⅲ型，平台外侧单纯压缩性骨折；Ⅳ 型，胫骨外侧髁线状骨折延伸至内侧髁；Ⅴ 型，内外髁均骨折；Ⅵ型，骨折贯穿干骺端（图 7-6）。

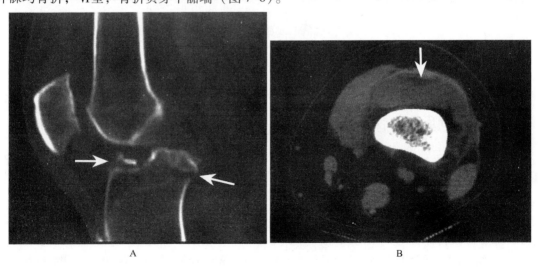

A   B

图 7-6   胫骨髁间隆突骨折

Schatzker Ⅵ型骨折。矢状位 MPR，胫骨平台多发骨质中断（2 个白箭头）；B. 女，27 岁。胫骨髁间隆突骨折轴位，髌上囊积血（E）及脂肪—血液界面（白箭头）

九、股骨颈骨折

股骨颈骨折好发于老年人。按部位分头下、颈中、头颈、粗隆间型，前两型为囊内型骨折，血供差。根据骨折端骨质情况分为嵌入型与错位型。最常见并发症是股骨头缺血性坏死与骨折不愈合。

（1）头下型股骨颈骨折的骨折线紧邻股骨头（图7-7A）。

（2）头颈型股骨颈骨折线自头下延伸至股骨颈甚至粗隆间（图7-7B）。

（3）颈中型股骨颈骨折线位于股骨颈中部。

（4）粗隆间型股骨颈骨折（图7-7C）位于大小粗隆间，常为多条骨折线。

（5）嵌入型骨折为骨折远近端骨质相互嵌入，局部密度增高（图7-7B）。

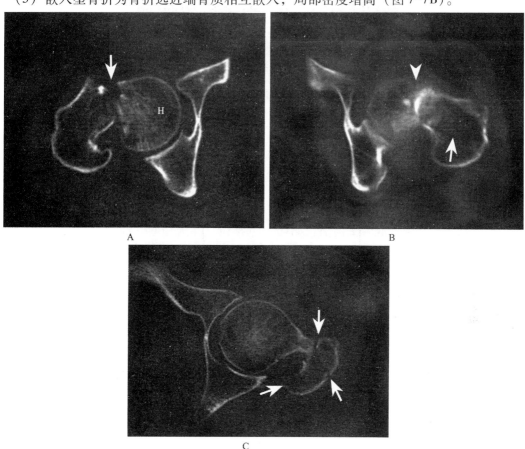

图7-7　股骨颈骨折

A. 右侧股骨颈头下型骨折，向前成角（白箭头），（H）股骨头；B. 头颈型骨折。骨折线自头下（长白箭头）延伸至颈中及粗隆间（短白箭头）；C. 粗隆间型骨折。大小粗隆间骨质中断（3个白箭头）

十、股骨头骨骺分离

股骨头骨骺分离少见，也称股骨头骨骺滑脱，多由间接暴力伤所致，或外伤为其诱因。本病见于儿童及青少年，男性较多见，常为肥胖患儿。约25%双侧患病。临床表现为髋关节内收、外旋及伸展受限。最常见的并发症为滑脱骨骺的缺血性坏死。

（1）骨骺向内后下方移位（图7-8）。

（2）少数向外上方脱位。

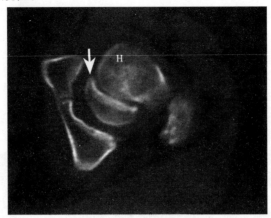

图7-8　股骨头骨骺滑脱

左股骨头（H）前移、骨骺向后滑脱（白箭头）

十一、髋关节脱位与髋臼骨折

髋关节脱位虽仅占全身关节脱位的5%，但属严重损伤，根据股骨头位置分为前脱位、后脱位及中心型脱位。髋臼骨折可单独存在，也可并发髋关节脱位，常需CT检查评价。

（1）前脱位较少见，股骨头向前、向内下方移位，伴大粗隆、髋臼缘、股骨颈或股骨头骨折。

（2）后脱位占80%左右，常伴髋臼骨折。

（3）中心型脱位为股骨头向内上方移位，常伴髋臼粉碎性骨折。

（4）髋臼骨折包括其前后缘、髂耻柱、髂坐柱骨折。

（孙海峰）

第二节　关节疾病及骨关节感染性疾病

一、强直性脊柱炎

强直性脊柱炎（AS）是一种主要累及中轴骨的自身免疫性炎性疾病，为血清阴性关节炎之一。主要累及骶髂关节、脊柱。男性发病率约为女性的5倍，好发年龄为15～35岁。临床特点为慢性背痛与僵直。

（1）早期累及骶髂关节前部，导致关节软骨下骨硬化、关节面模糊，脊柱则以椎体前角侵蚀较早出现，形成"方椎"。

（2）病变进展出现骨侵蚀、关节软骨面下囊变（图7-9A），脊柱病变自下向上发展。

（3）晚期关节间隙狭窄、强直（图7-9B），脊柱前、后纵韧带钙化，呈"竹节"状外观。

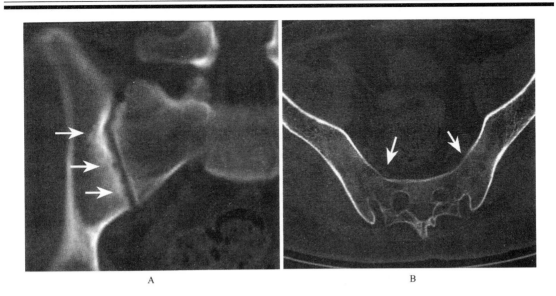

图 7-9　强直性脊柱炎（AS）

A. 冠状位 MPR。双侧骶髂关节（左侧未列出）面密度增高、髂骨面为著（3 个白箭头），关节面形态不整，多发小囊变；B. 双侧骶髂关节间隙消失、骨小梁通过（骨性强直）（2 个白箭头）

二、类风湿关节炎大关节病变

类风湿关节炎（RA）是类风湿因子阳性的关节炎，好发于手足小关节，其大关节病变包括膝关节、髋关节、肘关节、肩关节等，造成关节软骨丧失、软骨下骨囊性变等。

（1）关节间隙对称性狭窄或纤维性或骨性关节强直。

（2）关节面下囊性变（图 7-10）。

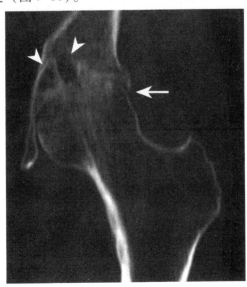

图 7-10　类风湿关节炎（RA）

RA 多年。双侧（右侧未列出）髋关节间隙显著狭窄（短白箭头）、部分骨小梁通过，关节面下多发囊变（2 个长白箭头）

（3）髋臼及股骨头可向骨盆突出，继发骨性关节炎与骨坏死。

三、骨性关节炎

骨性关节炎（OA）也称退行性骨关节病，是累及全关节结构，即软骨、骨、韧带、特定肌肉、关节囊及滑膜的慢性炎性疾病。OA 好发于承重大关节，膝关节常见，其他包括髋关节，脊柱，腕关节及手、肩关节等。临床表现主要是疼痛与活动受限。

（1）关节间隙不均匀及狭窄，常两侧发病，但多不对称，有关节游离体。

（2）骨端形态不整、硬化、骨赘及骨刺，骨性关节面塌陷，软骨下囊性变。

（3）脊柱：终板硬化、骨赘、椎小关节面硬化及间隙狭窄、椎间盘膨出及内含气体、椎间隙狭窄、椎体排列不整。

四、神经性骨关节病

神经性骨关节病也称 Charcot 关节。脊髓空洞症约 20% 出现本病，其中 75% 累及上肢。其他病因包括糖尿病、脑与脊髓外伤、脊髓及椎管先天性疾病等。临床特点为受累部位无痛性肿胀。

（1）急性期：关节肿胀、半脱位、骨吸收。

（2）慢性期：骨关节变形、脱位，骨质破坏及骨碎屑形成（图 7-11）。

（3）骨硬化、碎裂，软组织内大块骨化。

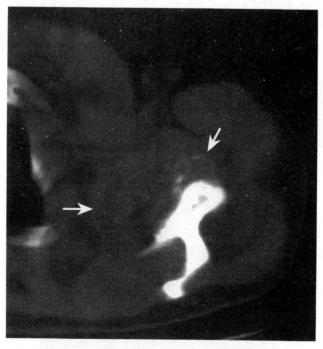

图 7-11　神经性骨关节病

脊髓空洞症。肩胛下肌处肿胀，内见斑片状及弧形高密度影（2
个白箭头）

五、关节结核

关节结核常为其他部位（如肺）结核播散所致，其中膝关节最常见，根据累及范围分为滑膜结核与全关节结核。好发于青少年，临床表现为关节疼痛、肿胀及结核中毒症状。

（1）关节囊积液，滑膜增厚，早期关节间隙增宽，晚期关节面硬化及间隙狭窄（图7-12），甚至关节强直。

（2）关节周围失用性骨质疏松。

（3）关节面模糊、不规则骨质破坏，有时呈边界清楚的穿凿样。

（4）软组织内脓肿及窦道，边缘可见强化。

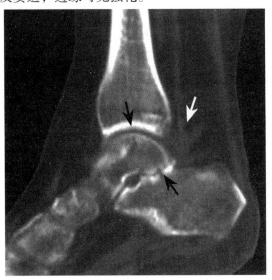

图7-12　距小腿关节结核

右距小腿关节及足骨质密度普遍降低，关节间隙狭窄（2个黑箭头），跟距关节面骨质侵蚀及增生，关节囊积液（白箭头），周围软组织萎缩

六、骨结核

骨结核为常见的肺外结核，多由肺结核播散所致，结核菌常停留于血供丰富的骨松质，好发部位包括脊椎、长骨干骺端，穿破皮质后可形成寒性脓肿。临床特点为局部肿胀、疼痛、活动受限、畸形、神经压迫及结核中毒症状等。

1. 脊柱结核

好发于两个相邻的椎体，也可累及附件及单个椎体，腰椎及胸腰段多见，可见骨破坏、死骨、椎间盘及终板软骨破坏、椎间隙狭窄或消失、椎旁脓肿（包括腰大肌），后者环形强化。

2. 长骨结核

病变骨骨质疏松，局限性溶骨性破坏，内见泥沙状及斑点状死骨，邻近软组织脓肿。

七、化脓性关节炎

化脓性关节炎为化脓菌所致的关节病变，儿童多见，也可因创伤、手术等继发感染。常见于滑膜关节，如四肢大关节、椎间盘等处。表现为局部疼痛、红肿、活动受限、全身感染症状等。

（1）急性期为关节肿胀、骨质稀疏、关节积液，随后出现软骨破坏、骨质侵蚀与死骨、空洞、关节间隙狭窄（图7-13）、脓肿。

（2）晚期出现关节强直及骨硬化。

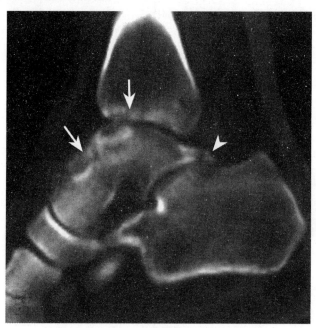

图7-13　化脓性关节炎

左距小腿关节间隙狭窄、关节面硬化及多发骨质破坏（2个长白箭头）、骨赘（短白箭头）

八、骨髓炎

骨髓炎常为血行感染化脓菌所致，慢性者则为急性骨髓炎迁延未愈形成。急性者突然起病，出现高热、局部皮温增高、疼痛、肿胀，慢性者有局部窦道、间断性流脓等。

1. 急性骨髓炎

软组织肿胀，皮下脂肪密度增高及模糊，随后骨质疏松、筛孔状骨质破坏（图7-14A）、骨膜反应、脓肿形成、死骨。

2. 慢性骨髓炎

病骨塑形异常、皮质增厚、髓腔密度增高、死骨、窦道（图7-14B）。

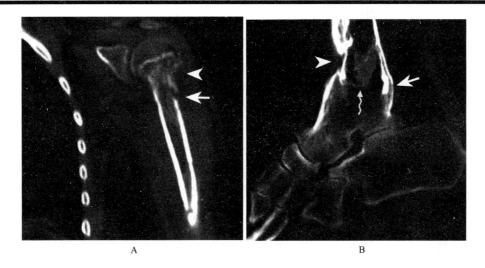

图 7-14　骨髓炎

A. 左肱骨上段骨质密度减低，皮质中断（短白箭头）及窦道形成（长白箭头）；B. 胫骨下段形态异常，皮质增厚（长白箭头），前部皮质缺损（短白箭头），髓腔内死骨（白色波浪弯箭头），距小腿关节骨性强直

（孙海峰）

第三节　骨肿瘤与肿瘤样病变

一、骨瘤

骨瘤是完全由骨样组织构成的良性肿瘤，以鼻窦及颅骨最常见，前者占 75%，偶见于长骨，如锁骨、股骨、胫骨、肱骨等。病理学上见层状骨质及编织骨，但无哈弗斯系统。好发于 20~40 岁，男性较多见，常无症状。

（1）肿瘤为圆形或类圆形，边缘光整，均匀骨质密度影，可见分叶（图 7-15）。

（2）长骨及颅骨骨瘤呈丘状或局限性骨性突起，边缘光整，但不与髓腔相通。

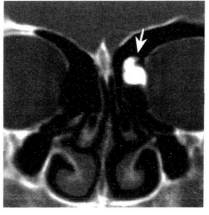

图 7-15　骨瘤

额窦左侧结节状致密影（白箭头），边界清楚，内外缘均见分叶

二、骨样骨瘤

骨样骨瘤为骨样组织及编织骨构成的良性肿瘤，分为皮质、松质骨及骨膜下3型。骨样骨瘤可见于任何骨骼，但以长骨干骺端或骨端皮质最常见，其他包括脊椎、手足骨骼。好发于10~20岁男性。临床表现为持续数周至数年的疼痛，夜间明显，口服水杨酸类药物可缓解。

（1）局限性低密度+内部不同程度钙化的瘤巢，大小常<1.5 cm，周围骨质硬化（图7-16A、图7-16B）。

（2）位于关节内及骨膜下者骨硬化不明显，可因积液而关节间隙增宽。

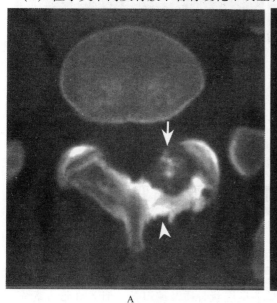
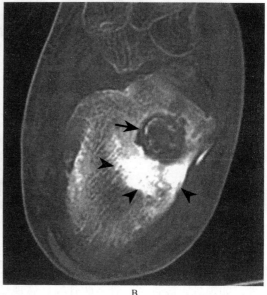

A   B

图7-16 骨样骨瘤

A. 第5腰椎左侧椎板轻度膨胀，内见结节状高密度影（长白箭头），周围骨质硬化（短白箭头）；B. 左跟骨局限性低密度，边缘硬化，内见环形高密度（长黑箭头），上述病变周围斑片状骨硬化（3个短黑箭头）

三、骨母细胞瘤

骨母细胞瘤由编织骨及其周围的骨母细胞构成，分为上皮样、侵袭性或恶性两类。常于30岁前发病，男性较多见。好发于脊柱，约占33%，常累及后部附件，其他发病部位包括股骨、肱骨、手足骨及颅骨、颌骨等。常见症状为疼痛，但无夜间加重，且仅7%对水杨酸类药物有反应。

（1）中心低密度+周围骨硬化，大小>1.5 cm。

（2）局部膨胀+钙化+周围硬化（图7-17）。

（3）侵袭性者局部软组织浸润+钙化。

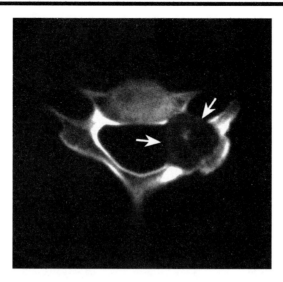

图 7-17　骨母细胞瘤

第 6 颈椎左侧椎板类圆形低密度（2 个白箭头），内见
钙化，周围轻度硬化

四、骨肉瘤

骨肉瘤为最常见的骨原发恶性肿瘤，分为常见型、毛细血管扩张型、小细胞型、低恶度中心型、继发型、骨旁型、骨膜型、高级别骨表面型，也可简化分为髓腔内型、骨旁型及继发型。好发于 15 ~ 25 岁的青少年，临床表现为疼痛、肿胀、功能障碍及局部肿块。

1. 常见型

为边界不清的骨质破坏 + 不同密度的肿瘤骨 + 环状或半环状瘤软骨钙化 + 恶性骨膜反应 + 软组织肿块。

2. 骨旁型

骨旁高密度肿物，皮质增厚，可穿破皮质，侵入骨髓腔。

3. 毛细血管扩张型

自筛孔状骨质破坏迅速进展为大范围病变，几乎无肿瘤骨，可见恶性骨膜反应、软组织肿块、液平征。

五、骨软骨瘤

骨软骨瘤也称外生性骨疣，为最常见的良性骨肿瘤。骨软骨瘤包括骨性突起、软骨帽及纤维包膜。常累及长骨干骺端，膝关节尤甚，呈背离关节生长。多发者称骨软骨瘤病。好发于 30 岁前，男性多见，表现为局部肿块、疼痛、活动障碍等。

（1）边界清楚的宽基底骨性突起，皮质及髓腔与母骨相连。

（2）软骨帽为低密度伴点状或弧形钙化。

六、软骨肉瘤

软骨肉瘤包括常见型（中心型）、透明细胞型、间叶型、皮质旁型及继发型。发病高峰年龄为 50 ~ 60 岁。多见于长骨、骨盆、肋骨及肩胛骨。

1. 常见型

髓腔内不规则骨质破坏，可有膨胀，软组织肿块内见弧形或弓状、条状、无定形钙化，邻近骨有骨膜反应（图 7-18）。

2. 透明细胞型

为边界清楚的溶骨性破坏，可见硬化缘，33% 有钙化。

3. 间叶型

与常见型类似，钙化较多。

4. 皮质旁型

皮质旁肿物伴钙化，并见皮质破坏与骨膜反应。

5. 继发型

在原发病基础上出现骨质破坏、软组织肿块、恶性钙化、软骨帽增厚。

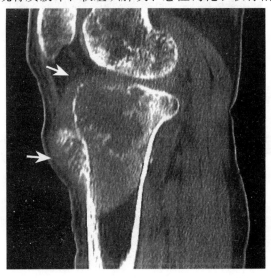

图 7-18 软骨肉瘤

胫骨上段溶骨性破坏，局部软组织肿块（2 个白箭头），其内多发条状及片状钙化

七、恶性纤维组织细胞瘤

恶性纤维组织细胞瘤（MFH）为成纤维细胞与组织细胞构成的高度恶性肿瘤。好发于中老年人，男性较多见，常见于四肢骨骼，股骨与胫骨、肱骨最多见，也可发生于骨盆、脊椎、肩胛骨等处。

（1）局部溶骨性破坏，呈各种形态，边界清楚或模糊（图 7-19），骨膜反应少见。

（2）常穿破皮质，形成大于破坏区的软组织肿块，内见残留骨、骨嵴、钙化。

（3）增强扫描肿块强化不明显。

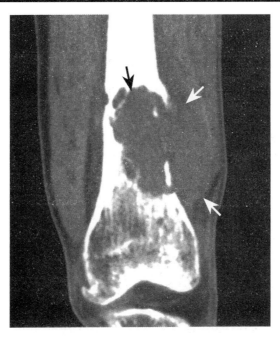

图 7-19　恶性纤维组织细胞瘤（MFH）
右股骨下段溶骨性破坏（黑箭头），局部软组织肿块
（2 个白箭头），内见残留骨

八、多发性骨髓瘤

多发性骨髓瘤（MM）为起源于骨髓浆细胞的恶性肿瘤，常同时累及多个骨骼，或为一个骨骼的多发病变，偶见单发骨髓瘤及骨外浆细胞瘤。好发部位为具有造血功能的骨骼，如脊椎、骨盆、颅骨、颌骨等。常见于中老年患者。临床特点为疼痛、乏力、贫血及尿中本—周蛋白阳性。

（1）多发溶骨性破坏，边界清楚，较大病变内见残留骨嵴。

（2）弥漫性骨质疏松样改变。

（3）少数穿破骨皮质形成软组织肿块，肋骨及椎骨可出现病理性骨折。

九、Ewing 肉瘤

Ewing 肉瘤（ES）居原发恶性骨肿瘤第 6 位。目前认为其与原始神经外胚层肿瘤属同一家族，称 ES/PNET。发病高峰年龄为 10 ~ 20 岁，男性较多见。临床表现为发热、贫血、疼痛等。60% 累及长骨，40% 见于扁骨，股骨、胫骨、肱骨干骺端或骨端最常见，其他包括骨盆与肋骨。

1. 常见表现

边界不清的溶骨性骨质破坏伴层状骨膜反应及较大软组织肿块、基质钙化（图 7-20）。

2. 不常见表现

溶骨性破坏，针状骨膜反应，皮质增厚，病理性骨折，囊状改变。

3. 少见表现

软组织钙化，椎骨边界清楚及蜂窝状的骨质破坏。

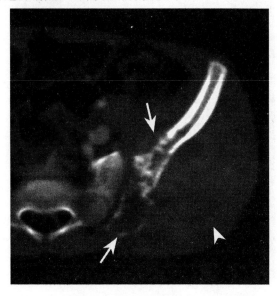

图 7-20　Ewing 肉瘤（ES）

左髂骨溶骨性破坏、硬化、皮质中断（2 个长白箭头），不规则强化肿块（短白箭头）

（柳响红）

第三篇

MRI 诊断

第八章

神经系统疾病 MRI 诊断

第一节 颅内动脉瘤

一、临床特点

颅内动脉瘤是指颅内动脉的局限性异常扩张,好发于脑底动脉环(Willis 环)上,也可发生在动脉分叉和顶端。单发多见,多发少见,当多发瘤体对称发生时,形成所谓的"镜样动脉瘤"。本病可发生于任何年龄,更多见于 40~60 岁。依据其形态分为粟粒状、囊状、梭形、夹层和假性动脉瘤,其中囊状动脉瘤大约占 90%。此外,由于病因不同还可分为先天性、感染性、外伤性和动脉粥样硬化性等,以动脉硬化性居多。

未破裂的动脉瘤平时可无任何症状,然而一旦破裂出血可致蛛网膜下隙出血、脑室出血或脑内血肿。颅内动脉瘤是自发性蛛网膜下隙出血最常见的病因,该病发病急,多以剧烈头痛、恶心呕吐就诊,严重者可有意识障碍甚至昏迷。

二、MRI 表现

1. MRI 平扫

在所有序列上瘤体呈低信号血管流空信号,慢血流在 T_2WI 上呈高信号。当瘤体并发血栓时,其信号不均。

2. MRI 增强扫描

与 CT 增强扫描表现相同。

3. MRA

可直观地显示瘤体的全貌以及瘤体与载瘤动脉的关系,通常情况下,临床常规把 MRI 平扫和 MRA 联合应用于脑动脉瘤的诊断中(图 8-1)。

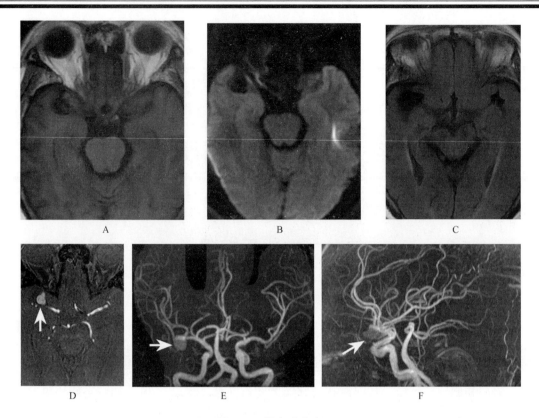

图 8-1 颅内动脉瘤

右侧大脑中动脉囊状动脉瘤。A、B、C 分别为 T_1WI、FLAIR 和 DWI 横轴位像，显示右侧大脑中动脉 M1 段囊状膨大低信号血管流空影；D、E、F 分别为脑动脉 MRA 原始图像横轴位、冠状位和矢状位重建图像，显示右侧大脑中动脉 M1 段囊状动脉瘤呈高信号（白箭头）

（汪 伟）

第二节 脑动静脉畸形和动静脉瘘

一、临床特点

脑动静脉畸形（CAVM）是脑血管畸形中最常见的一种，是指脑动脉和静脉之间通过异常血管团互相沟通，常常表现为供血动脉增多增粗，引流静脉扩张迂曲，甚至形成静脉瘤。在临床上患者多表现为头痛、癫痫，畸形血管团破裂可引起脑内出血。

脑动静脉瘘（CAVF）是脑动脉和静脉间的直接交通。临床表现与 CAVM 相似。

二、MRI 表现

1. MRI 平扫

畸形血管团呈线条状、点状或蜂窝状流空血管信号，在所有序列上均为低信号，其周围可见增粗的供血动脉和引流静脉（图 8-2）。

2. MR 增强扫描

与 CT 表现相同。

3. MRA

可清晰显示 CAVM 的全貌（图 8-2E ~ 图 8-2H），而 CAVF 表现为动静脉之间的直接交通（图 8-3）。

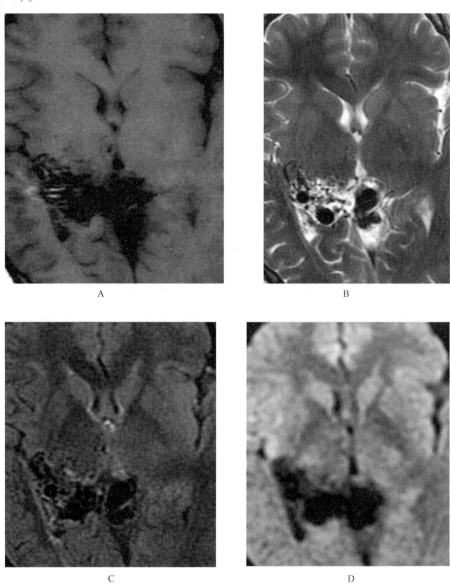

图 8-2

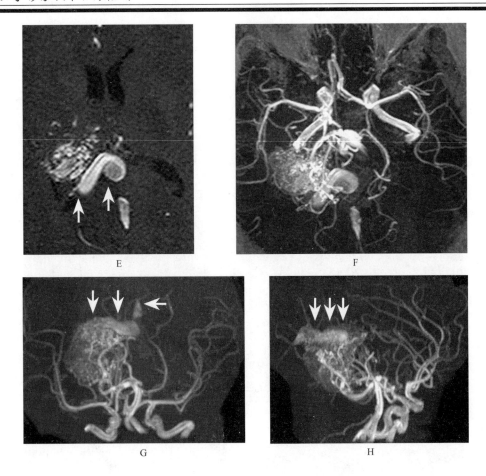

图 8-2 CAVM

A、B、C 和 D 分别为 T₁WI、T₂WI、FLAIR 和 DWI 横轴位像，显示右侧丘脑和侧脑室三角区团块状血管流空信号；E、F、G 和 H 分别为脑动脉 MRA 原始图像和三维重建，显示畸形血管团由右侧大脑中、后动脉供血，后上方粗大引流静脉汇入直窦、窦汇（白箭头）

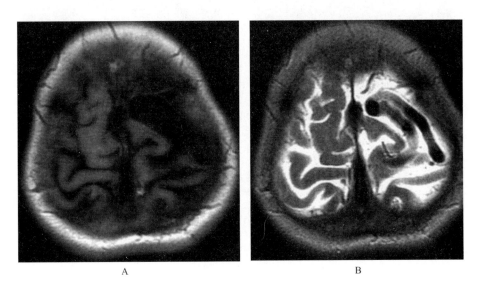

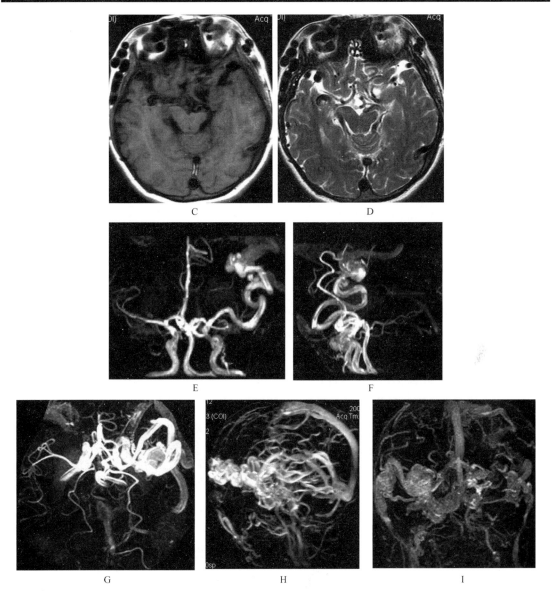

图 8-3　CAVF

病例女，17 岁。生后发现双侧眶周有发蓝的血管，随年龄增长而增粗，增加腹内压血管怒张更明显，双侧眼球前突。智力低下，小学三年级文化程度，生活不能自理。A、B 分别为额顶部同层 T$_1$WI、T$_2$WI 横轴位像，显示左侧大脑镰旁粗大引流静脉汇入上矢状窦；C、D 分别为同层大脑脚层面 T$_1$WI、T$_2$WI 横轴位像，显示双侧眶后、颞部皮下组织和颞叶区多条粗大静脉血管断面，大脑大静脉和窦汇血管增粗，双侧颞叶脑表面可见增多增粗的血管影；E、F、G 为 3D TOF 法，脑动脉 MRA 正、侧位和轴位血管重建像，显示左侧大脑中动脉和 Galen 静脉直接沟通，后者呈瘤样扩张，因静脉盗血致大脑中动脉供血减少；H、I 分别为 2D TOF 法，脑静脉 MRV（H 为侧位，I 为正位）显示眶后、眶区、颞部静脉增多增粗，大脑内静脉和大脑大静脉也增粗。MR 诊断眶周、硬脑膜动静脉瘘。眶周和硬脑膜动静脉瘘少见，为动静脉之间直接交通，动脉血直接进入静脉致静脉压增高，而静脉回流受阻，表现为眼上静脉和眶后静脉增粗扩张；脑内因有异常分流致脑血供减少

（汪　伟）

第三节　脑海绵状血管瘤

一、临床特点

脑海绵状血管瘤是较为常见的脑血管畸形之一，传统脑血管造影上因未见明显异常血管征象，习惯上称之为隐匿性脑血管畸形，而在现代的脑动脉 MRA 上，虽然在 MRA 三维重建图像上未见明显阳性异常血管征象，但在其血管原始图像上见到海绵状血管瘤的瘤巢，因此隐匿性脑血管畸形是否继续沿用值得商榷。本病可发生于脑的任何部位，以幕上额叶、颞叶多见，可单发，也可多发，后者相对少见。临床上多见于 20～40 岁的年轻人，平素可无任何不适，一旦破裂可导致脑出血和（或）癫痫发作。

二、MRI 表现

1. MRI 平扫

T_1WI 常为混杂高低信号，T_2WI 呈中央高信号，外周包绕低信号铁环，外形呈"爆米花"状，具有特征性；增强扫描呈明显均匀或不均匀强化。

2. MRA

MRA 的血管原始图像上，其表现与 MRI 的 T_2WI 表现相吻合（图 8-4），但 MRA 三维重建图像上常无明显阳性异常血管征象。

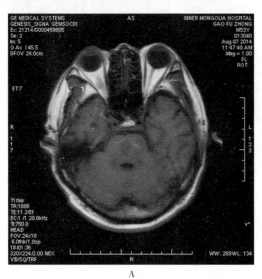

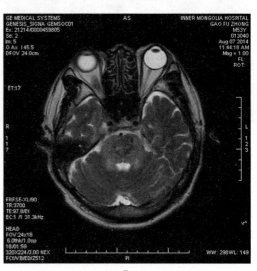

A　　　　　　　　　　　　　　　B

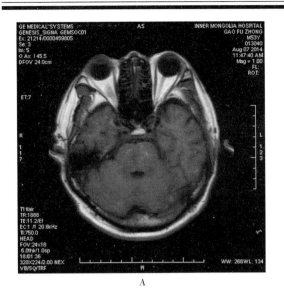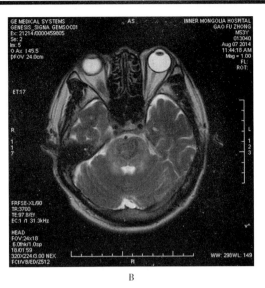

A　　　　　　　　　　　　　　　　B

图 8-4　脑海绵状血管瘤

病例男，53岁，脑多发海绵状血管瘤。A、B、C和D分别为 T_1WI、T_2WI、FLAIR 和 DWI 横轴位像，显示脑桥和双侧小脑半球椭圆形、圆形混杂信号（白箭头），脑桥病灶出血，脑桥肿胀，灶周可见水肿带

（黄　明）

第四节　颅内静脉窦血栓形成

一、临床特点

颅内静脉窦血栓形成比较少见，多见于围生期妇女或血液处于高凝状态者。临床多表现为头痛、呕吐等颅内压升高症状，个别患者可有发热，严重者意识不清，甚至昏迷。

二、MRI 表现

（1）闭塞的静脉窦流空血管信号消失，急性期 T_1WI 呈高信号，T_2WI 呈明显低信号，亚急性期在所有序列上均呈高信号。

（2）增强扫描可见 Delta 征，即闭塞的静脉窦周边强化，而中心不强化（图 8-5）。

（3）MRV 示静脉窦狭窄闭塞（图 8-5）。

（4）邻近脑组织可有出血或梗死，上矢状窦血栓形成并发脑梗死时多位居脑皮层区且两侧对称。

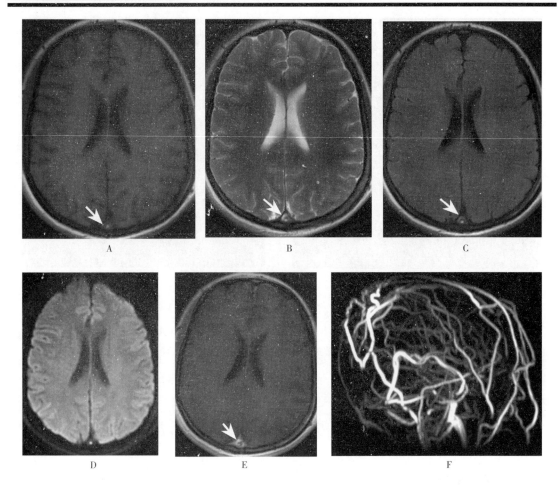

图 8-5 颅内静脉窦血栓形成

上矢状窦血栓。A、B、C、D 和 E 分别为 T_1WI、T_2WI、FLAIR、DWI 和 T_1WI 增强横轴位像，显示上矢状窦腔流空血管信号消失，以高信号代之（白箭头），增强扫描腔内未充盈（白箭头）；F 为 2D TOF 法，脑静脉 MRV，显示上矢状窦后部狭窄闭塞，邻近脑表浅静脉扩张增粗

（黄　明）

第九章

乳房疾病 MRI 诊断

申请做乳房磁共振检查的主要目的有两个：一是发现及确定乳房病变的性质和判断乳房硅胶植入体的完整性。二是行乳房磁共振的增强扫描（CE-MRI）是发现侵袭性乳腺癌最为敏感的手段，然而涉及敏感性，尤其是特异性的一些问题，使这种有效手段的普及和推广应用受到限制。

本章拟探讨与上述问题有关的一些 CE-MRI 因素，并对 MRI 评价乳房硅胶植入体可能遇到的困难予以总结。MRI 虽是评估硅胶植入体完整性最为准确的方法，但有时一些含糊不清的发现，例如植入体囊的额外返折却可能导致误判。

乳房由多少不一的乳腺体、脂肪及纤维基质组成。乳腺腺体分布于 15 ~ 25 个小叶之中，且都经由集合导管开口于乳头处。自乳头到腺泡组织，集合管不断地分支为若干节段性、亚节段性和终末导管。而此导管系统为纤维脂肪组织所包绕，纤维脂肪组织在非妊娠或哺乳期妇女中构成乳房的主要成分。

在不同个体之间，乳房结构存在广泛的变异性，即使在同一妇女中，因其年龄、激素水平的不同，乳房结构也存在明显变化。乳腺实质随着月经周期而不断变化，这些变化包括卵泡期的导管增生和因黄体期腺泡胀大、充血、水肿所致乳腺小叶增大。在妊娠期乳腺实质也有明显改变，包括导管与腺泡增生。与此同时，小叶间基质以及皮下和乳腺下层的脂肪小叶均发生退化。至绝经后逐渐发生导管和乳腺小叶的退行性变，伴有不同程度的乳腺基质增生。最终乳腺实质将不同程度地被脂肪组织所置换，其中含有萎缩的导管、纤细的纤维间隔，或为融合的致密结缔组织所置换。

第一节 乳房 MRI 增强扫描方法

磁共振对比剂增强扫描即 CE-MRI 对一些乳房疾病颇具诊断价值。这包括对物理检查可扪及的或由 X 线钼靶摄片所发现的良、恶性肿块的鉴别；对已确定为乳腺癌的分期；对乳腺肿瘤复发和肿块切除部位的评估；对已有淋巴结转移患者隐匿性乳腺癌的搜索以及对 X 线发现为致密型乳腺者和高危人群的普查等。使用 CE-MRI 来甄别正常变异现象尚存在较大争议，虽然大多认为它对乳腺恶性病变的敏感性大于 90%，但其特异性在不同研究者之间则存在很大差异，即 28% ~ 97% 不等。其总体准确性取决于几个因素，即所使用的扫描方法、属于何种受检人群、采用的诊断标准以及生物学差异等。

一、技术情况

各种不同技术条件，包括扫描机的场强、所用对比剂的剂量、是快速团注法抑或缓慢灌注法、注入对比剂后所用扫描与信号采集时间、使用乳腺线圈种类、图像参数、扫描层厚、是否使用脂肪抑制或图像减影技术以及是否使用图像处理技术等。

大多数研究者采用 1.0 或 1.5T MRI 机实施乳腺检查，而使用低场 MRI 机则不适宜。早年认为使用中场 MRI 机（0.5T）也有可能获得与高场机型相似的效果。事实上几乎所有研究者都曾使用过经济型或自行改造的乳腺线圈进行此项检查。

多数研究者均采用钆 - 二乙烯五胺乙酸（Gd - DTPA）为对比剂，其用量为 0.1 ~ 0.2 mmol/kg。一些新型钆的螯合剂也已应用于乳腺检查。曾有一些涉及对比剂用量的研究报道，但只有其中之一认为采用三维（3D）快速小角度激发（FLASH）序列时，Gd - DTPA 的最佳用量是 0.16 mmol/kg。应用其他技术及其他对比剂检查时，其最佳用量尚缺乏定论。

MRI 扫描技术及其相关因素对乳腺某些恶性病变的检出率有影响。倘若不在注入对比剂后即时扫描或将图像采集时间过度延长（超过 3 ~ 5 分钟），则乳腺实质的强化就可能掩盖重要的病变（图 9-1）。另外，由于有肿瘤强化迟缓，如能延长图像采集时间达 10 分钟，则反而能够发现本来易被漏检的病变。在作出诊断性结论之前，应将技术性失误因素考虑在内，例如，对比剂注入是否顺利，切面选择和扫描序列是否得当，以及 MRI 机有无故障，后者包括不适当的水饱和技术等。

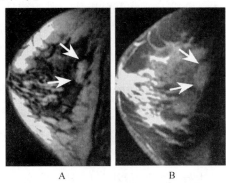

A   B

图 9-1　侵袭性导管癌的快速强化与早期廓清

A. 增强后 MRI 显示一快速强化癌灶（白箭头）［矢状面多平面毁损梯度回波（MPSPGR）T_1WI，TR/TE，120 ms/2.9 ms］；B. 由于瘤组织之强化及瘤床内对比剂已廓清，此瘤在 8 mm 后延迟采集的图像中已显示不清（矢状面内旋回波序列 T_1WI 及脂肪饱和像，TR/TE，450 ms/14 ms）

采用脂肪抑制技术可改变病变的显示率，但由于磁场的小均匀性也可能带来麻烦。尽管目前已有多种形式的脂肪抑制技术仍在应用之中，去除脂肪信号可增加病变的显示率，但由于注入对比剂前后患者的移动，在无论有无脂肪抑制或减影技术的情况下都有可能导致误诊。虽然多数厂家提供的乳房表面线圈可使乳房在自由悬垂和不受压迫的情况下进行扫描，但也有人主张将乳房固定，防止其摆动，并可由此而减少扫描层面。然而如对乳房过度施压则影响病变的强化，从而导致乳腺癌的漏诊。

对体积很小肿瘤的检出将受制于扫描层厚，选择层厚大于 5 mm 是不恰当的，因为平均容积效应可导致极小的早期恶性病变漏诊。一般都主张使用 1～2 mm 层厚，并以三维无间隔的扫描技术完成。一个小的强化灶可被离相图像中的化学位移伪影所掩盖，因此多主张采用聚相的注入对比剂前、后 T_1WI 来显示。值得指出的是，T_1WI 的程度在任何一种 MRI 机型上都会影响信号强度的检测。同理，尽管对同一病灶采用了相同的扫描序列和参数，但在不同厂家提供的 MRI 机型上却可能得到不同的信号强度值。因此，如拟将病变的强化阈值应用于诊断，则所建立的标准须在同一台 MRI 机和使用同一扫描参数的情况下完成。

二、乳房 MRI 增强扫描方式

（一）动态扫描法

乳房的 MRI 之所以能发现并对病变作出鉴别在于它能揭示比乳腺实质更富于血管结构的肿瘤组织。自静脉给药的钆螯合剂属于非特异性的细胞外对比剂，它可迅速自血管内向组织间隙扩散，并影响 T_1 弛豫时间，从而使病变的信号增强。此类对比剂可在比正常组织更富于血管和渗透性的组织内，尤其是最具侵袭性的恶性病变中快速聚集和浓缩。采用动态扫描技术时，最初成像是在快速团注对比剂后数秒至 1 分钟内实现的，后续图像则在随后的数分钟内完成。用这种办法能获得特定病变及其周围组织的信号强度随着时间推移而动态变化的信息。

动态扫描技术由欧洲的一些研究者所倡导和应用，以提高病变诊断的特异性。由于 MRI 改善了由 X 线摄影所发现病变的活检假阳性率，从而激励了不少此项技术的研究者。所采用技术本身也有很大差别，例如所用信号采集时间可自 2 秒、3 秒至 90 秒不等。虽然诊断标准有差别，对乳腺癌检出的敏感性大致为 95%～100%，而特异性则自 53% 至 89.5% 不等。

鉴于诊断的依据取决于动态采集时间—信号强度曲线，因此所测量病灶的部位以及所获取感兴趣区（ROI）的范围就显得十分重要。在恶性肿瘤内部其强化幅度有所不同，因此，须将 ROI 设定在其强化最显著的部位，而非覆盖整个瘤体，因为后者摄取对比剂常常不均匀。

为了避免 ROI 测量的一些不确定因素，有些研究者把病变的强化与血管强化时间联系起来，如有人设定病灶强化与乳腺血管的强化同步，结果其敏感性为 95%，特异性为 53%。还有研究者将病灶强化的方式及时间与主动脉强化结合起来，虽然在其研究中出现 3 例假阴性结果，但在 10 例快速强化的纤维腺瘤中，有 4 例呈现出一种"良性"强化模式，即由病灶中心向外周强化，从而提高了诊断的特异性。

（二）稳态扫描法

行全乳房 CE-MRI，依靠三维成像可望获得高分辨率。因为它能降低层厚，最大限度地降低容积效应，所以从理论上讲能提高小病灶的检出率。此法的缺点是延长了扫描时间，然而事实上延长扫描时间却有利于发现不典型乳腺癌，后者常不呈现快速强化的模式。

有一种被广为宣传的乳腺扫描术称为激励去共振旋转传递术（RODEO，采集时间大于 5 分钟），据初步报道，其对乳腺癌的特异性仅为 37%。如此之低的特异性应部分归咎于其设计理念，因为它将一切强化灶均视为"阳性病变"（乳腺癌），而不考虑还有其他的可能性。肿块的形态学特征也是诊断的依据之一。在 MRI 上，对肿块边缘特征的认识是借鉴了钼靶

X线摄影或超声学所提供的经验。Orel 等人则对动态扫描术持否定态度，他们认为在乳腺良、恶性病变的征象之间存在过多重叠，须用 256×512 矩阵的三维高分辨率图像，并须 3~5分钟的延时扫描时间用以阐释某些乳腺结构，如纤维腺瘤内不强化的间隔和一些乳腺癌内早期环行强化（图9-2）。在良性病变中可能会看到更典型的延迟性周边强化现象（图9-3）。

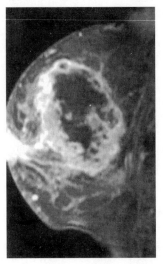

图9-2　侵袭性导管癌的边缘强化

导管癌伴中心坏死及边缘强化（矢状面三维 SPGR 序列，TR/TE，27.1 ms/5.5 ms）

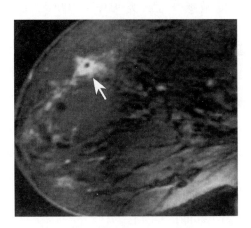

图9-3　乳腺增生病的不典型周缘强化

腋窝处淋巴结发现恶性病变的患者行 MRI 检查。此显著强化病灶无中心强化（白箭头），曾被臆测为腋窝淋巴转移结的原发瘤（矢状面三维 FGRE 序列，TR/TE，7.7 ms/2.6 ms）。后在 MRI 导向下行穿刺活检，并获得上述病理诊断

三、影响特异性的因素

（一）预选患者

有许多乳房 MRI 的研究者主张对那些已由临床或影像学手段发现的包块，在拟对其行

乳房活检之前实施 MRI 检查。而另一些研究者只着重于对物理检查或对其他有争议的影像学发现进行探讨，还有一些研究者只针对那已被确认为恶性病变的患者进行 MRI 研究。MRI 对这些不同对象诊断的正确性在很大程度上取决于病变的预测概率，而后者又与预选的检查对象有关。

（二）生物变异性

对月经周期中乳房各种成分的演变曾作过 MR 平扫及注入对比剂后的研究。随着月经周期变化，乳房内发生明显的结节状改变，伴以实质增大以及 T_1 值的改变，而 T_2 值则无变化。口服避孕药及同类药品的应用对乳腺实质及其水含量均产生不同影响。曾有研究者用 CE-MRI 针对不同年龄组妇女的研究显示：乳腺实质强化程度在月经周期的第 7 及第 20 天时明显低于其他日期；而在 30~50 岁的妇女中，乳腺实质的强化要比其他年龄组更明显。另一研究者针对一组 21~41 岁妇女按月经周期的每周来进行 CE-MRI 研究，结果发现尤其是在第 1 周，乳腺内既有弥漫性又有结节状的强化，其中 4.73% 的强化结构于追踪检查时又消失了。有趣的是在那些消退的局灶性强化结节中，有 43% 都达到了可被误诊为乳腺癌的标准。

在绝经后的患者中，正常乳腺实质极少发生强化，从而为在均匀背景下发现强化病变提供了有利条件。对乳房钼靶 X 线摄片的研究显示：凡接受雌激素或雌激素与孕激素联合治疗者，17%~25% 都有明显的纤维腺体组织增生现象。虽然对绝经后使用外源激素的乳腺 MRI 尚缺乏研究，但经没有对照组的研究认为，其特异性与绝经前的患者相似。

（贾新蕾）

第二节 乳房良性病变

一、良性增生性乳腺病

良性乳腺病变偶尔可显示明显的对比剂强化，从而成为 MRI 假阳性结果的常见原因。所谓乳腺的"增殖性发育异常"可能涵盖许多不同的情况，其中包括中等程度的导管内或导管外的增生，但却极少会恶变；也可为乳腺癌前期的高度增生及高危标志。这些良性病变有：硬化性乳腺病、顶泌化生症、上皮样增生症、小叶瘤生成和非典型性导管增生症等。当它们发生强化时，其 MRI 表现似与病理学性状成正相关（图9-4）。

二、良性强化性乳房包块

纤维腺瘤是由纤维基质、增生导管、腺泡组织及多数小叶增生等相互融合而形成的肿块。其中心为上皮组织与增生的基质，而外围为反应性增生小叶。肿瘤的基质和上皮成分含量各异，有的是以腺瘤为主，有的则显示基质细胞增生（纤维化）或广泛黏液样变。凡在 MRI 上有强化的纤维腺瘤，不被强化的瘤内间隔可能与其相互毗邻的增生小叶的界面有关。肿瘤强化模式在其组织学亚型间有差异性：黏液样瘤呈快速显著强化，颇类似于乳腺癌；以腺体为主的纤维腺瘤在速度与幅度上均呈中等度强化；以纤维组织为主的纤维腺瘤则呈极轻度的强化。在绝经期前的妇女中，纤维腺瘤倾向于明显强化，这大概与其生物学活性有关；而在老年绝经期后的妇女中，此类肿瘤多强化不明显。约占 80% 的纤维腺瘤呈渐进性持续增强，既不迅速廓清，也无环行强化；还有 20% 的纤维腺瘤其强化力式与乳腺癌无异。

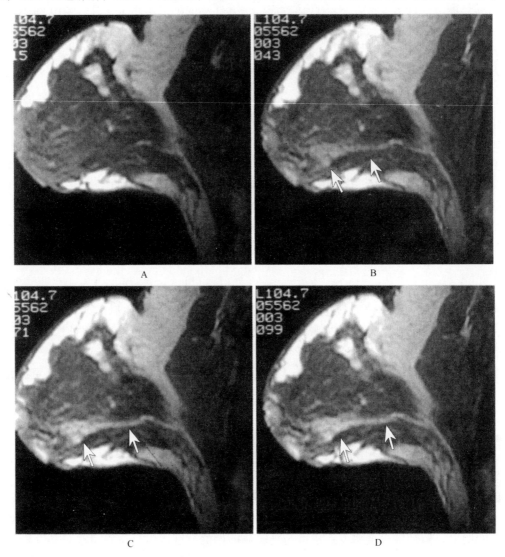

图 9-4　良性纤维囊性乳腺病

MRI 动态增强扫描的系列图像。图 A 为扫描图像，图 B 为注入对比剂后即刻成像图像，图 C、图 D 显示有一向后伸延的呈楔形的导管强化（白箭头）。此逐渐强化与钼靶 X 线片上看到的按节段分布的微粒状钙斑相一致（矢状面三维 SPGR 序列，TR/TE，22 ms/5 ms）。

（一）乳头状瘤

它是以上皮为主、纤维血管基质为辅的肿瘤，通常位于乳晕下或大导管内。主诉多为有浆液性或类血清样分泌物自乳头溢出。受侵的乳腺导管扩张，偶尔囊性变。虽然多发性乳头状瘤或累及多个乳腺小叶终末导管的乳头状瘤演变为乳腺癌的可能性较大，但一般乳头状瘤发展为乳腺癌的概率并不高。在良性与恶性乳头状瘤之间，其 MRI 的形态学特征、强化速度与幅度均大体相仿，也可与其他恶性病变甚至一些纤维腺瘤的表现类似（图 9-5）。有关 MRI 应用于评估乳头状瘤病的侵及范围已见诸文献报道。

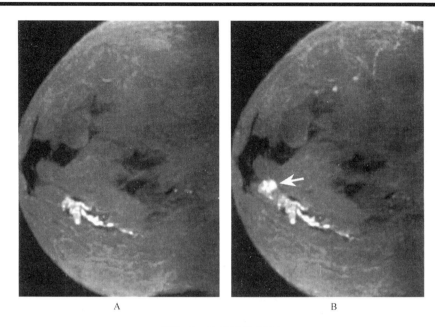

A　　　　　　　　　　　　　B

图 9-5　良性乳头状瘤

注入对比剂前（图 A）及增强后即时像（图 B）可见一位于乳晕后呈不均匀显著强化的肿块（白箭头）。增强前呈匐行状的高信号为位于梗阻导管内的浓缩碎屑。虽然此瘤的增强模式并未能在良、恶性病变之间作出鉴别，但依据其部位及呈分叶状的外貌有利于做出正确诊断（矢状面反转恢复梯度回波序列，TR/TE，19.1 ms/5.9 ms，T_1 150 ms）

（二）叶状瘤

这是一种由梭形细胞基质和上皮成分组成的少见肿瘤，其边界清楚，但形态呈分叶状。患者常表现为生长迅速的乳腺包块，有时变得很大。其中约 16% 的低度恶性瘤每于术后复发，而 7% 的高度恶性瘤出现转移。无论是组织病理学抑或影像学都对叶状瘤的生物学行为和预后难以作出预测。即使是低度恶性叶状瘤也可表现为快速强化，并具有不均匀的高信号。虽然为了确定病变范围以供手术方案的选择，MRI 可以发挥作用，但对那些巨大且快速增长的乳腺肿块，却不应以 MRI 为其诊断目的，因为此时活检不可或缺。

（三）乳腺错构瘤

其钼靶 X 线摄影的特征是一个具有包膜和内含脂肪成分的不均匀肿块，但如不能发现脂肪成分，则无论是钼靶 X 线摄影或 MRI 均难以对其作出诊断。基于瘤体内腺瘤样组织成分的差异性，错构瘤在 CE-MRI 上的强化程度与均匀性也不尽相同。

（四）纤维化病变

在临床上或钼靶 X 线摄影上纤维化病变均可被误诊为恶性病变。然而在 MRI 上，由被检之纤维化病变的生物活性不同，就可能显示不同的强化方式。纤维化病变多呈渐进性化，而其强化程度可低于、等于或高于乳腺实质的强化（图 9-6）。当乳腺手术后或创伤，早期的脂肪坏死因在临床上可扪及一肿块而被误诊为癌。在钼靶 X 线像上则可类似于　新生肿物，结构变形，钙沉积或呈 "油囊肿"。显微镜下可见脂肪细胞的溶解与融合，并被一些组织细胞及巨细胞所包绕，同时可有或没有炎性细胞浸润。在脂肪坏死的急性期，CE-

MRI 可表现为明显强化。纤维母细胞逐渐使胶原沉积，纤维化的结果偶尔导致结构性改变（图 9-7）。MRI 应用于乳腺癌治疗后的患者，可对其肿瘤是否复发抑或手术/放疗后的改变作出鉴别。然而在乳腺癌单纯手术切除后 6 个月内或手术后继续放疗 9 ~ 18 个月行 MRI 检查，则可因瘢痕组织的假阳性强化而导致错误判断。那些曾经接受放疗的乳腺癌患者，其显著的纤维化可能不在原发癌灶的附近发生，因此从形态上和增强模式上易与恶性病变发生混淆（图 9-8）。

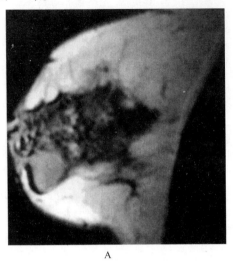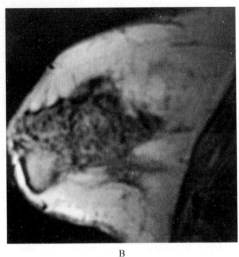

A   B

图 9-6 乳腺基质维化

注入对比剂前（图 A）及注入对比剂后 4 mm（图 B），显示一类似肿瘤样纤维化病变的轻度强化（矢状面 MPSPGR 序列 T_1WI，TR/TE，130 ms/2.9 ms）

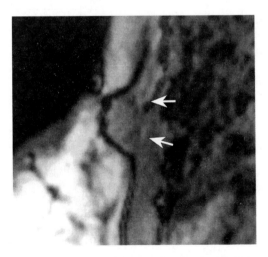

图 9-7 乳房包块放疗后局部切除继发纤维化

有一可触及的包块与乳腺钼靶 X 线片上毛状致密灶相符合，由于其位置深而在 X 线片上显示不全。MRI 增强扫描显示乳腺后方的一个极轻度或可视为未强化的包块（白箭头）。前瞻性诊断为瘢痕组织（矢状面 SPGR 序列，TR/TF，119.6 ms/2.9 ms）

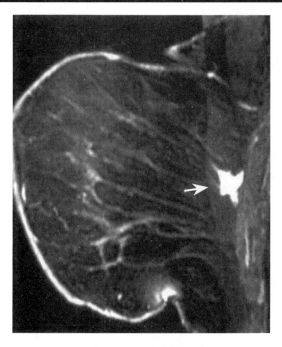

图9-8 放疗后的良性纤维化

侵袭性小叶癌经放疗 20 个月后，MRI 显示一外形及边缘都极不规则的强化病变（白箭头）。曾被误诊为恶性病变（矢状面快速梯度川波序列）。此纤维化病灶与原肿瘤切除区相距 10 cm

（贾新蕾）

第四篇

超声诊断

第十章

妇科疾病超声诊断

第一节　子宫肌层病变

一、子宫肌瘤

子宫肌瘤是由于雌激素刺激引起的子宫平滑肌的良性肿物，在育龄期妇女中发病率高达40%，是非孕子宫增大最常见的原因。

（一）临床特点

依据肌瘤与子宫肌壁的关系，将肌瘤分为3类：①肌壁间肌瘤：肌瘤位于子宫肌层内，此型最常见，占60%~70%；②浆膜下肌瘤：肌瘤突出至腹膜面，约占20%，当肌瘤完全突入阔韧带两叶之间，仅有一细蒂与子宫相连时，称为阔韧带肌瘤；③黏膜下肌瘤：突入至子宫腔内的肌瘤，约占10%。

此外还有一种特殊类型的子宫肌瘤，为子宫静脉内平滑肌瘤病，是一种罕见的子宫良性肿瘤，组织学上起源于子宫平滑肌或子宫血管壁平滑肌向脉管腔内扩展。脉管内平滑肌瘤虽为良性肿瘤但具有恶性肿瘤的生长特性，常见生长至盆腔静脉内、下腔静脉内，偶可见生长至右心房及左心房内，形成肿瘤。

肌瘤较小时，多数患者无症状；肌瘤较大时，部分患者有腹痛、月经量大或压迫症状，黏膜下肌瘤患者常有月经量多。脉管内平滑肌瘤的临床表现与一般的子宫肌瘤相同，主要是盆腔包块，子宫增大，经期延长或月经量多，也可表现为绝经后出血。部分患者可有下腹部痛。肿瘤生长至心脏内者可有胸闷，影响至心功能时可有呼吸困难。

（二）超声表现

子宫肌瘤的声像图表现与肌瘤的位置、大小和有无继发性改变等因素有关。

1. 二维灰阶声像图表现

（1）肌壁间肌瘤：子宫增大或出现局限性隆起，致使子宫形态失常，轮廓线不规则，较大的肌瘤可使整个子宫呈一大的结节，难以分辨内膜结构。肌瘤结节可为单个，也可为多个。无继发变性时回声较均匀，多为圆形或类圆形低回声或等回声，周围有时可见假包膜形成的低回声晕圈。肌瘤结节较大时，内部回声可不均匀，成旋涡状。有些肌瘤后方回声衰减或有声影，致使结节边界不清晰，不易准确测量其大小。肌瘤较大时可压迫和推挤宫腔，使子宫内膜回声移位或变形。当压迫膀胱时，可使之产生压迹与变形，严重时可引起尿潴留或排尿困难。

（2）浆膜下肌瘤：部分性浆膜下肌瘤超声可见子宫增大，形态失常，浆膜向外呈圆形或半圆形突出，有蒂的浆膜下肌瘤子宫部分切面大小、形态可正常，部分切面见由子宫肌层向外凸出的结节，有蒂与子宫相连。结节可呈低回声或不均匀回声，并发变性时，可呈现相应的声像图表现（图10-1）。阔韧带内肌瘤超声显示为子宫一侧实质性肿物，多为圆形或类圆形，阔韧带内肌瘤需注意与卵巢实性肿瘤相鉴别。

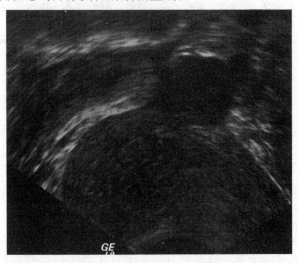

图10-1　浆膜下子宫肌瘤声像图

子宫后壁低回声结节，边界清晰

（3）黏膜下肌瘤：随肌瘤的大小不同子宫可增大或为正常大小。当肌瘤部分突入黏膜下时具有肌壁间子宫肌瘤的回声特征，同时子宫内膜受子宫肌瘤推挤向宫腔对侧移位与变形。当肌瘤完全突入至子宫腔内时，声像图表现为子宫腔内实性结节，常为圆形，其凸入宫腔内部分表面覆盖子宫内膜，肌瘤蒂部子宫内膜回声中断，表面被覆以子宫内膜（图10-2）。

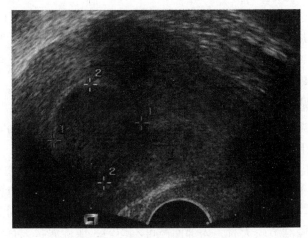

图10-2　黏膜下子宫肌瘤声像图

子宫腔内圆形低回声

（4）宫颈肌瘤：子宫颈唇部实性结节，边界清晰，多为圆形或类圆形，以低回声者为多。有时体积可较大，向后壁生长可达宫体上方。向前壁生长与子宫前壁峡部肌瘤不易鉴别。蒂较长的黏膜下肌瘤可脱垂至宫颈管或阴道内似宫颈肌瘤。

（5）脉管内平滑肌瘤：无特征性表现，与一般的子宫肌瘤相似。表现为肌壁间中低回声区或低回声区，常合并子宫平滑肌瘤或腺肌病，术前常被诊断为子宫肌瘤。但当在子宫肌壁间发现低回声区并向子宫外盆腔内扩展时，应考虑该病的可能。

（6）肌瘤并发变性：肌瘤并发变性、坏死时，结节内可出现圆形或不规则形低回声或无回声。肌瘤红色变性声像图表现与肌瘤液化相似，但怀孕的病史可资鉴别。肌瘤内伴钙化可显示为团状或弧形强回声，后方伴声影，怀孕常可使子宫肌瘤发生钙化，有时钙化可于肌瘤周边形成环形强回声，似胎头回声。肌瘤局限性脂肪变性也表现为强回声，但后方无声影。肌瘤肉瘤样变时表现为短期内肌瘤生长迅速，回声较前减低或不均匀，CDFI 显示肌瘤内血液供应较前丰富。

2. 彩色血流显像表现

彩色多普勒检查可显示肌瘤内的血液供应状态，肌瘤常表现为富血管性。典型的子宫肌瘤血管呈环绕周围或半环状包绕肌瘤，多为高速中等阻力血流频谱，阻力指数（RI）多为 0.6 ± 0.1，有时在较大的肌瘤内及周边可探及 RI < 0.4 的低阻力血流频谱。不同月经周期子宫肌瘤内血液供应有变化，月经前期及月经期子宫肌瘤内血流信号较增殖早期丰富，血流阻力较增殖早期低。子宫黏膜下肌瘤的彩色多普勒检查有时可在肌瘤基底部探及来自子宫肌层的血管。

3. 三维超声成像

对黏膜下肌瘤和浆膜下肌瘤可显示肌瘤与子宫腔的关系，有助于定位诊断。

4. 静脉超声造影

造影剂由肌瘤周边向内部逐渐增强，在增强早期可见肌瘤与周围组织边界清晰，借此可与子宫腺肌病相鉴别。

（三）鉴别诊断

具有典型声像图表现的子宫肌瘤超声诊断无困难。不典型者需与以下病变相鉴别。

1. 子宫腺肌病

当子宫肌瘤较大，其内并发变性可见有小的无回声区。子宫呈对称性或不对称性增大，当子宫呈不对称性增大时，增厚的子宫肌壁可挤压内膜使其结构显示不清，但肌层回声弥漫性不均匀，无子宫肌瘤的被膜可资鉴别。彩色多普勒血流显像肌瘤常为周边环状血流，而子宫腺肌病的血流分布无规律，常在子宫肌层中央探及分布较紊乱的血流信号。当子宫腺肌病合并腺肌瘤时与子宫肌瘤不易鉴别。

2. 盆腔炎性包块

当慢性炎性包块与子宫粘连时可误诊为子宫肌瘤。炎性包块多位于盆腔后部，形态常不规则，内部回声不均匀，有时可呈囊实性，无被膜回声，包块与周围组织粘连严重。多切面扫查见子宫轮廓正常。

3. 子宫内膜病变

较大的子宫内膜息肉、过期流产残留胎盘的机化、局灶性子宫内膜癌等可与子宫黏膜下肌瘤相混淆。子宫黏膜下肌瘤常呈圆形或椭圆形，表面光滑，彩色多普勒血流显像常显示周边血流信号，但在月经前期黏膜下肌瘤瘤体内可有较丰富的血流信号，应注意鉴别诊断。内膜息肉常呈长圆形，回声较肌瘤高，内部常有小的无回声区。过期流产的残留胎盘呈高回声，病史可资鉴别。内膜癌常发生于绝经后，病灶形态多不规则或为扁平斑块状，表面不光滑，呈菜花状或锯齿状，基底多较宽，侵及子宫肌层时，内膜与肌层分界不平滑。CDFI 显示血流分布不均匀，频谱呈低阻力型。

二、子宫肉瘤

子宫肉瘤较少见，病因不清，据报道占子宫恶性肿瘤的 1.5% ~ 3.0%，多发生于绝经期前后的妇女，但现在也有年轻未婚女性患子宫肉瘤的报道。

（一）临床特点

原发性子宫肉瘤来源于子宫平滑肌组织或子宫肌层内的结缔组织。组织学类型包括内膜样间质肉瘤、恶性中胚叶混合瘤、子宫平滑肌肉瘤及子宫上皮样平滑肌肉瘤。子宫肉瘤恶性程度高，较早易发生血行转移。

（二）超声表现

二维灰阶声像图：无明显特征性表现，可表现为子宫增大，形态不规则；肿瘤内回声紊乱，可有不规则的无回声区。正常子宫内膜结构回声消失，宫腔内出现稍低回声结构，与周围肌层分界不清（图 10-3）。

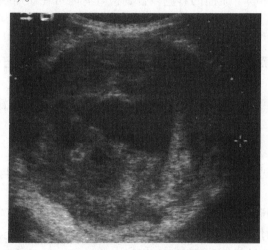

图 10-3　子宫肉瘤声像图

显示子宫内等回声病灶，内回声不均，有多处无回声

彩色多普勒血流显像表现：子宫肉瘤内常见较丰富、分布无规律的低阻力动脉血流信号。

三、子宫腺肌瘤

（一）临床特点

子宫腺肌病是由有功能的子宫内膜腺体细胞及间质细胞异位至子宫肌层内而引起的一种

良性病变。病变可为弥漫性，也可为局灶性，好发于子宫后壁。当病灶形成局灶性圆形结节时，称为子宫腺肌瘤。此病多见于 30～50 岁经产妇女，约 50% 患者合并子宫肌瘤。临床症状有子宫增大、盆腔疼痛、痛经及月经过多。

（二）超声表现

二维灰阶声像图：子宫弥漫性增大或呈球形增大，轮廓清晰，肌层回声弥漫性不均匀，呈放射状，肌壁间可有不均匀的低回声区或大小不等的无回声区。子宫内膜与肌层界限常不清晰。也可表现为子宫肌层不对称性增厚，前壁或后壁肌层增厚，病变区域较正常子宫肌层回声稍低，或成放射状回声衰减。子宫腺肌瘤表现为边缘欠规则的圆形低回声，无包膜，子宫可呈局限性隆起或非对称性增大。子宫腺肌瘤可引起子宫肌层囊肿，超声显示为肌层环形、有明确边界的无回声区。当子宫腺肌病合并子宫肌瘤时与子宫腺肌瘤难以鉴别。

彩色多普勒超声：显示血流分布紊乱，动脉血流阻力指数中等，无肿块周围环状血流环绕现象，这一点与子宫肌瘤结节的血流分布不同。

经静脉声学造影：注射造影剂后子宫肌层呈弥漫性增强，无明确边界。

（三）鉴别诊断

子宫肌瘤：超声检查可从子宫均匀性增大，或前后壁不对称，有小的无回声区作出鉴别诊断。子宫肥大症：超声显示为子宫各径线明显增大，但形态无明显改变，前后壁肌层均增厚，厚度 >2.5 cm，但回声均匀。子宫内膜显示清晰，无明显变化。彩色多普勒超声检查常无异常发现。

（赵　爽）

第二节　子宫内膜病变

一、子宫内膜增生症

（一）临床特点

子宫内膜增生症是内膜腺体和间质的异常增殖，与正常增殖期的内膜相比，子宫内膜增生症伴有腺体和间质的比例失调。子宫内膜增生症可由于单纯雌激素替代治疗、持续的无排卵、多囊卵巢及一些能够生成雌激素的卵巢肿瘤，如颗粒细胞瘤等引起。好发于育龄期妇女。

镜下可分为伴有不典型细胞的增生和不伴有不典型细胞的增生，两种类型又可依据腺体量分别分为单纯增生和复杂增生。单纯增生腺体呈囊性扩张，有丰富的细胞间质包绕。复杂增生腺体拥挤，间质少。伴有不典型细胞的增生中，有 25% 的概率发展成内膜癌。不伴有不典型细胞的增生中发生内膜癌的概率约 2%。

（二）超声表现

二维灰阶声像图：典型的子宫内膜增生症表现为子宫大小、形态正常或宫体稍大，肌层回声正常，内膜均匀性增厚，回声增强，常呈椭圆形，与肌层边界清晰，也可呈局部或非对称性增厚，囊腺性增生内可见无回声区（图10-4）。多数研究者认为内膜厚度 >10 mm（包括前后壁内膜）才可诊断子宫内膜增生症，但目前尚无统一的超声诊断标准，如内膜明显增厚 >15 mm 诊断不困难。

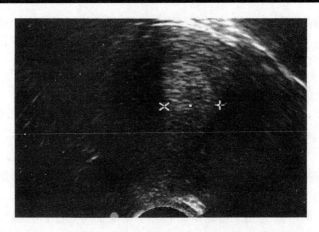

图 10-4　子宫内膜增生症二维灰阶声像图

内膜明显增厚，呈椭圆形，与肌层分界清晰

彩色多普勒血流显像：无特征性表现。采用彩色血流敏感性较高的仪器可于内膜内探及点状血流信号。

二、子宫内膜癌

（一）临床特点

子宫内膜癌的病因不十分清楚。可能的发病机制有无孕酮拮抗的雌激素的长期刺激造成子宫内膜的增生性改变，导致癌变；也有老年人绝经后雌激素水平不高而发生子宫内膜癌。子宫内膜癌可能的高危因素有无排卵，不育，肥胖，晚绝经，多囊卵巢综合征，卵巢肿瘤，如能产生雌激素的颗粒细胞瘤和卵泡膜细胞瘤，外源性雌激素等。子宫内膜癌又称子宫体癌，是女性生殖道常见的恶性肿瘤，占女性生殖道恶性肿瘤的 20% ~30%。好发于老年妇女，绝经后妇女患者数占总患者数的 70% ~75%，围绝经期妇女占 15% ~20%，<40 岁占5% ~10%。临床表现主要为不规则或绝经后阴道出血；异常的阴道排液，排出液常为血性或浆液性，恶臭；肿瘤晚期可出现下腹痛。

子宫内膜癌是原发于子宫内膜的上皮性恶性肿瘤，其中多数是起源于内膜腺体的腺癌。依据大体病理表现分为 3 型。①弥漫型：癌组织遍及子宫内膜大部分或整个子宫内膜，使内膜明显增厚，可有不规则的局部突起，癌组织可向肌层浸润。②局限型：病变累及部分子宫内膜，可伴有肌层浸润，子宫体可轻度增大。③息肉型：癌肿呈息肉状凸向子宫腔，癌组织侵及的范围较小。

（二）超声表现

二维灰阶声像图：早期癌组织局限于子宫内膜内时，子宫形态及大小可正常或体积稍增大，内膜增厚不明显，肌层回声均匀，与内膜分界清晰。子宫内膜原位癌因局部内膜增厚不明显超声诊断很困难。

中晚期子宫增大，内膜不规则增厚，内部回声不均匀。依据癌组织有无肌层浸润及浸润的程度，内膜与肌层间界限可清晰或不清晰，无肌层浸润时，肌层回声无明显改变。病灶侵蚀肌层后，肌层回声不均。如子宫旁有病灶侵蚀，在子宫旁探及偏低回声肿块，形态不规则，与肌层分界不清，内部回声不均。当癌肿缺血、坏死时，病灶内部出现不规则低回声区（图 10-5A）。局限型时，宫腔内病灶呈稍高回声或低回声，与肌层分界不清。据研究，绝经后妇女，内膜厚度 <5 mm 者内膜癌的可能性小，随着内膜增厚的程度增加，内膜癌的危险性增大。

肌层浸润深度的测量是从子宫内膜与肌层间的界线到肿瘤侵蚀肌层深度的边缘，浸润深度分为未浸润，浸润 <50%，浸润 >50%。癌组织未侵及肌层，内膜与肌层间分界清晰，低回声晕连续、光滑；癌组织已突破内膜与肌层间的界限，但限于子宫肌层厚度的内 1/2 时为浸润 <50%，超过子宫肌层厚度的 1/2 时为浸润 >50%。

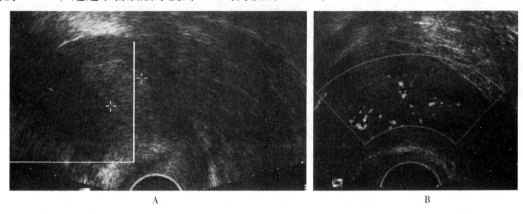

图 10-5 子宫内膜癌二维灰阶声像图

A. 内膜增厚，形态不规则，回声不均匀；B. 子宫内膜癌彩色血流显像，显示内膜癌组织内丰富的分布不规律的血流信号，肌层受浸润部位血流丰富

彩色血流显像：大部分内膜癌肿瘤内部或周边可见彩色血流信号，呈中到低阻力，部分病灶区血管扩张、分布紊乱（图 10-5B）。

宫颈的累及是根据宫颈管增宽，内有回声不均的团块来确定。

三、子宫内膜息肉

（一）临床特点

子宫内膜息肉是妇科较为常见的良性病变，病因不清楚，发病率较高，据国内资料统计约为 5.7%。可发生于任何年龄，好发于 50~60 岁。临床症状主要为子宫不规则出血或月经过多，在育龄期妇女可造成不孕，也有些患者无任何临床症状。

组织学上子宫内膜息肉是由过度增生的内膜组织表面覆以上皮组织构成，内部有不等量的内膜腺体、间质与血管。可有蒂，也可基底较宽，约 20% 为多发，恶变少见。有的息肉蒂很长，息肉脱出至宫颈口。

（二）超声表现

二维灰阶声像图：子宫增大不明显或略大，宫腔线消失或变形，宫腔内见中至高回声结构，可为单个或多个，大小差别很大，小者数毫米，大者数厘米，常呈舌形、带形或椭圆形（图 10-6A），基底部子宫内膜连续，是与黏膜下子宫肌瘤的重要鉴别点。结节边界清晰，也可位于颈管内或宫颈口外。当息肉较大时常见宫腔内团状中等回声，其内常可见点状无回声区，是由腺体扩张所致，内膜线显示不清，这种病例与子宫内膜癌不易鉴别。如无合并子宫肌瘤等病变，子宫肌层厚度和回声无异常发现。

彩色血流显像：在较大的息肉蒂部可探及滋养血管（图10-6B），呈中等高阻力的动脉血流或低速的静脉血流信号。

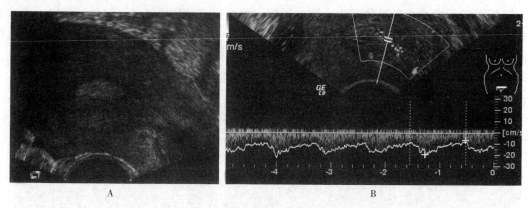

图10-6　子宫内膜息肉声像图

A. 二维灰阶声像图，宫腔内团状中等回声，内有大小不等的无回声区，内膜与肌层分界清晰；B. 子宫内膜息肉彩色血流显像，息肉蒂部呈条状血流信号深入至息肉内，脉冲多普勒呈中等阻力频谱

子宫腔超声造影：对于较小的子宫内膜息肉，子宫腔声学造影对明确诊断很有帮助。无回声的生理盐水可在病灶周围形成一界面，使病灶被清晰显示。

四、宫腔内积液、积脓和积血

（一）临床特点

宫腔内积液、积脓和积血可由宫颈粘连、先天性生殖道畸形、宫颈肿瘤、炎症等原因引起。

（二）超声表现

二维灰阶超声：均表现为宫腔内无回声区或低回声区。积脓和积血无回声区内可见散在点状中等回声（图10-7）。经阴道超声在无症状妇女宫腔内发现少量积液属正常表现。

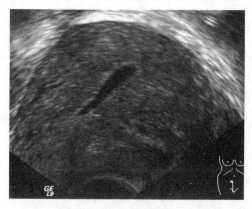

图10-7　宫腔内积液二维灰阶声像图

宫腔分离，内呈无回声区

五、子宫内膜病变的鉴别诊断

超声发现的子宫内膜增厚可见于子宫内膜增生症、分泌晚期子宫内膜、育龄期妇女长期无排卵所致的子宫内膜增生过长、异位妊娠引起的子宫内膜分泌反应、子宫内膜息肉及子宫内膜癌。典型的内膜增生声像图上表现为内膜均匀性增厚，与肌层分界清楚，内膜内小的无回声区提示为囊腺型内膜增生。

当内膜增厚且回声欠均匀但临床无症状时，需注意与内膜息肉相鉴别。有些正常月经周期妇女，分泌晚期内膜厚度可达 12 mm。当子宫内膜过度分泌时，由于内膜不同区域分泌状况不同步，可造成局部内膜的增厚、突起，形成与子宫内膜息肉相似的声像图表现，当经过月经期，子宫内膜脱落后，上述表现即消失。病理学上将此类由成熟子宫内膜构成的息肉样病变称为功能性息肉。这类息肉具有周期性改变（增生期、分泌期及蜕膜反应），可随月经脱落，在分泌晚期行超声检查时，与非功能性息肉不易鉴别。临床病史及月经情况有助于鉴别诊断。如被检查者的周期为分泌期，平素经期及经量正常，应嘱其月经过后复查超声，以减少误诊概率。较大的子宫内膜息肉需与黏膜下肌瘤相鉴别。内膜息肉基底部内膜连续，黏膜下肌瘤基底部内膜连续中断，肿物表面覆盖以子宫内膜。

子宫内膜癌须与子宫内膜增生症、子宫内膜息肉、黏膜下肌瘤及子宫内膜炎相鉴别。内膜癌 80% 发生于绝经后。绝经后妇女未用雌激素替代治疗的情况下，内膜厚度通常 < 5 mm。在这组人群中，子宫出血常是由于子宫内膜萎缩所致。在绝经后妇女，内膜增厚、表面不光滑，并有子宫出血或阴道排液等临床表现时，要考虑子宫内膜癌的可能性。发生在育龄期或围绝经期妇女的子宫内膜癌，超声鉴别诊断困难。经阴道超声可以较准确地测量内膜厚度及观察内膜形态，对鉴别诊断有帮助。内膜息肉表面多光滑，基底部内膜线清晰，内膜与肌层界限清楚；子宫内膜增生症内膜均匀性增厚，子宫内膜癌时内膜常显示非均质性增厚，其内呈现不规则息肉状团块，局部回声减低或增强。

彩色多普勒超声检查内膜内血流供应状态对鉴别病变的良恶性有帮助。正常分泌期子宫内膜内和内膜增生症的内膜内可探及点状低速、中等阻力血流信号，子宫内膜癌病灶内有较丰富的低阻力血流信号，是其特征。但由于子宫内膜癌缺乏特征性声像图表现，最终诊断需依赖诊断性刮宫。

（赵　爽）

第三节　卵巢疾病

卵巢深藏于盆腔，在生命的不同时期，其大小、形态、结构及内部回声有着相应的变化，妇科触诊仅能了解卵巢的大小及质地；CT 检查有放射线辐射，且其软组织分辨率低，对卵巢疾病的诊断不占优势；MRI 虽然分辨率较 CT 高，但价格昂贵，在卵巢疾病的诊断中不能普及应用；PET-CT 通过观察局部代谢状态发现和诊断疾病，在卵巢疾病的诊断中因不能区分功能性、炎症性，还是肿瘤性高代谢，其应用也有限。超声检查方便、经济、分辨率高，可动态观察，是诊断卵巢疾病最有效的影像检查技术，准确地诊断卵巢疾病还有赖于超声检查者对卵巢疾病的认识和业务水平，只有在充分了解卵巢的各种生理及病理改变、临床表现及超声声像图表现的基础上，才有可能最大限度地发挥超声影像技术的优势。

一、卵巢的非肿瘤性病变

（一）子宫内膜异位囊肿

1. 临床特点

子宫内膜腺体和（或）间质异位到卵巢实质内，伴随着月经周期反复出血在卵巢内形成的囊肿就是子宫内膜异位囊肿，囊腔内为陈旧积血，颜色似巧克力，又称为巧克力囊肿。囊肿没有真正的囊壁，只是被挤压的周围卵巢组织及增生的纤维结缔组织，囊肿的大小在月经周期的不同时期可有变化，多数是逐渐增大，患者多有周期性腹痛（痛经），囊肿有时可自发破裂，引起急腹症。

2. 超声表现

典型的子宫内膜异位囊肿囊壁毛糙，囊腔内充满均匀密集的点状回声，不典型的表现也很多，有的囊腔内类似无回声，有的有分隔，有的有分层现象，还有的由于囊腔内有机化的凝血块，内部回声比较杂乱。结合临床，子宫内膜异位囊肿的术前超声确诊率很高，有时会与卵巢囊性畸胎瘤、黏液性囊腺瘤、出血性卵巢囊肿等混淆。当子宫内膜异位囊肿破裂时，患者因急性剧烈腹痛就诊，超声检查可见卵巢内的囊肿张力低，盆腔可见透声性差的游离液体（图 10-8）。

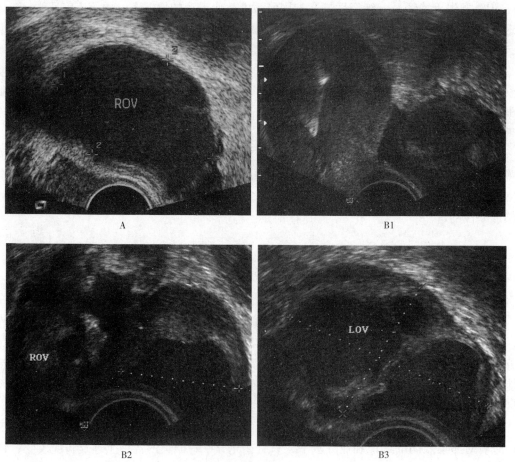

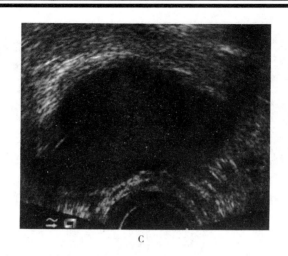

C

图 10-8　子宫内膜异位囊肿

A. 右卵巢（ROV）子宫内膜异位囊肿，壁厚、毛糙，囊内透声差，充满密集点状回声；B1. 盆腔内见游离液体，透声差；B2. 右卵巢（ROV）无异常，左卵巢囊肿张力低，内透声差，充满密集点状回声，盆腔见游离液体，透声差；B3. 左卵巢（LOV）内见多房囊肿，内透声差，充满密集点状回声，其中一个囊腔张力低，手术病理证实为左卵巢多房性子宫内膜异位囊肿，其中一个囊腔破裂；C. 卵巢子宫内膜异位囊肿，囊腔内透声差，并见凝血块形成的絮状回声团

（二）输卵管卵巢脓肿及囊肿

1. 临床特点

严重的妇科感染累及输卵管和卵巢后可形成输卵管卵巢脓肿，患者多有高热、下腹痛，有时能触及盆腔包块，输卵管与卵巢互相粘连，形成脓肿后输卵管腔常与卵巢内的脓腔相通，经过急性期、亚急性期，进入慢性期后，脓腔内的脓液逐渐演变为清亮的液体就变成了输卵管卵巢囊肿，这是炎症的结局。少数患者急性期的临床表现并不典型，这多与抗生素的应用有关。

2. 超声表现

卵巢常显示不清，附件区可见多房囊性包块，边界常模糊不清，囊腔内透声差，多为密集点状回声，部分区域呈迂曲管状结构，囊壁厚而毛糙，CDFI 显示囊壁及实性区可见较丰富血流信号，病灶局部触痛明显。当转变成输卵管卵巢囊肿后，囊腔内透声性良好，囊壁变薄，与周围组织粘连，部分区域仍可辨认出迂曲的管状结构，卵巢可部分显示或显示不清（图 10-9）。

（三）卵巢冠囊肿

1. 临床特点

卵巢冠囊肿是位于输卵管系膜或阔韧带与卵巢门之间的囊肿，多发生在育龄期妇女，小者仅约 1 cm，大者可接近 20 cm，多数直径为 5 ~ 10 cm，大多无症状。多数为单纯浆液性囊肿，少数为浆液性囊腺瘤，个别有交界性或恶性改变。有报道卵巢冠囊肿占附件囊肿的 20.9%，卵巢冠囊肿可起源于间皮、副中肾管及中肾管残留。较大的卵巢冠囊肿（直径 6 ~ 12 cm）可能发生蒂扭转，引起急性腹痛，右侧卵巢冠囊肿蒂扭转可能会被误诊为是急性阑尾炎。

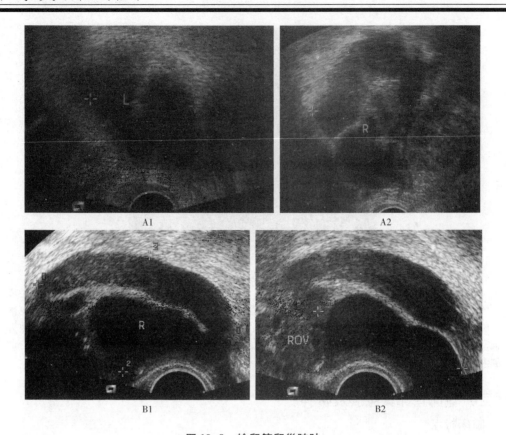

图 10-9　输卵管卵巢脓肿

A1. 左输卵管积脓，管腔明显增粗，呈迂曲管状，腔内透声差。A2. 右输卵管积脓，管腔明显增粗，呈迂曲管状，腔内透声差。患者为年轻女性，因腹痛、发热住院，手术病理结果证实为双侧输卵管积脓。B1. 右输卵管积水，输卵管明显增粗，迂曲扩张。B2. 右输卵管积水，右卵巢（ROV）显示清晰，未见异常

2. 超声表现

双侧卵巢均显示正常，卵巢旁附件区可见圆形或卵圆形囊性包块，边界清楚，壁薄光滑，囊内透声好，CDFI 示囊壁上一般无血流信号。若囊壁上有多发乳头样突起，就有可能是浆液性囊腺瘤，局部交界性不能除外；若囊壁上的实性突起体积较大，CDFI 内可见较丰富的血流信号，则不能排除恶性病变。发生蒂扭转时，囊肿一般都有触痛，盆腔内可能出现少量积液（图 10-10）。

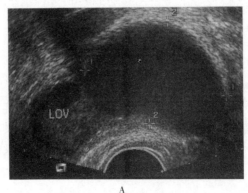

A

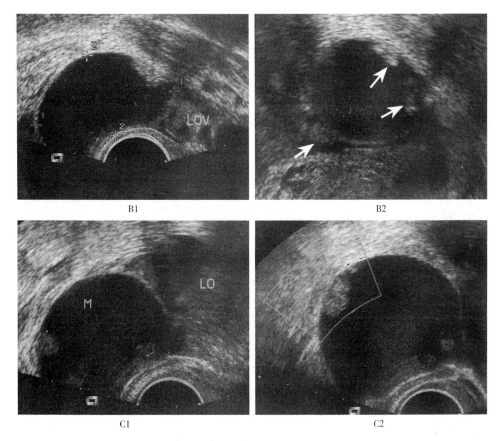

图 10-10　卵巢冠囊肿

A. 左卵巢（LOV）冠囊肿位于左卵巢旁，壁薄、光滑，内透声好。B1. 左卵巢旁囊肿，内含实性突起。B2. 左卵巢旁囊肿，囊壁上有多个实性突起分别向囊内外生长，手术病理结果为左卵巢冠囊腺纤维瘤。C1. 左卵巢（LO）旁囊肿（M），囊内壁可见乳头样实性突起。C2. 囊内壁上的实性突起为多发，大小不等，CDFI 显示突起内未见明显血流信号，手术病理证实为左输卵管系膜囊性浆液性交界型乳头状囊腺瘤局部癌变及间质浸润

二、卵巢的良性肿瘤

（一）囊性畸胎瘤

1. 临床特点

卵巢囊性畸胎瘤是最常见的卵巢肿瘤，有报道囊性畸胎瘤占卵巢良性肿瘤的 38.24%，其中 80.97% 的患者年龄为 20～40 岁，单侧约占 88.66%。肿瘤的病理组织成分最常见的是脂肪、毛发，最常见的并发症是肿瘤蒂扭转；发生于青少年的巨大囊性畸胎瘤有时可能内含原始神经管等组织，为未成熟畸胎瘤；囊性畸胎瘤的患者年龄较大且囊肿体积较大有发生恶变的可能，最常见的癌变为鳞状细胞癌。囊性畸胎瘤还可能与其他卵巢肿瘤及瘤样病变合并存在，如囊腺瘤、子宫内膜异位囊肿等。囊性畸胎瘤剔除手术后有可能复发，个别患者甚至可以多次复发。

2. 超声表现

由于肿瘤独特的组成成分，囊性畸胎瘤常有特异性的声像图表现，囊腔内散在的毛发常

呈线样强回声，毛发缠绕在一起形成团块时呈表面毛糙的弧形强回声带后伴声影；液态脂肪比重轻，常浮在囊内液体的上方，呈脂-液分层征；脂肪、毛发、骨组织及其他各种组织混杂存在时表现为囊腔内回声高低不均、杂乱。特异的声像图表现使得囊性畸胎瘤术前超声诊断符合率基本都在90%以上，超声误诊的囊性畸胎瘤常是声像图表现特异性不够的病例，如囊内均为液态脂肪，可能被误诊为单纯囊肿、子宫内膜异位囊肿等；当囊腔内回声杂乱时，与肠管的结构回声极为相似，经验不足的超声医生可能会漏诊。若囊性畸胎瘤体积巨大，应特别仔细观察囊腔内是否有实性区域，明显的实性团块常提示有癌变（图10-11）。

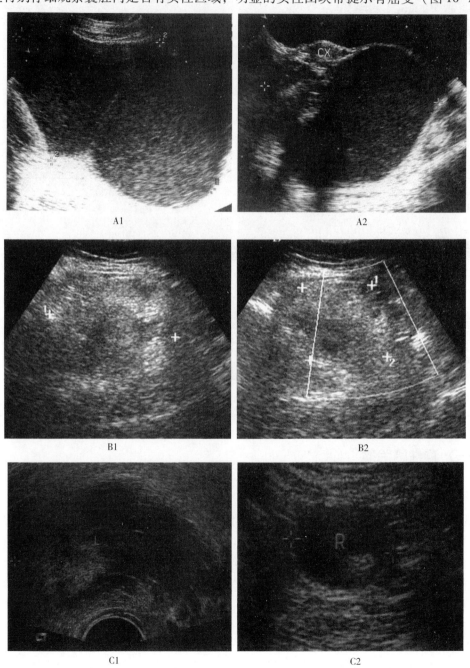

A1   A2

B1   B2

C1   C2

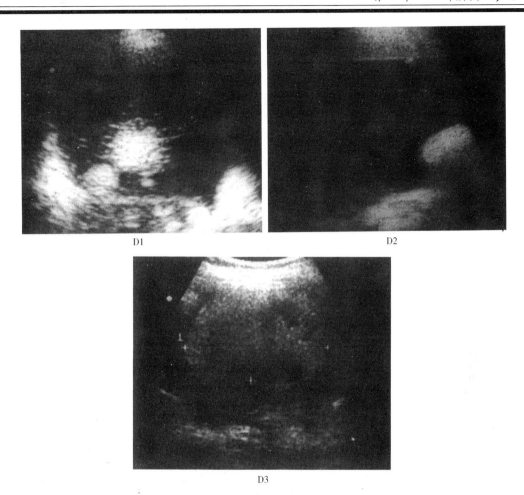

图 10-11　畸胎瘤

A1. 卵巢囊性畸胎瘤第一次超声检查误诊为子宫内膜异位囊肿。A2. 再次复查多切面扫查发现囊腔内除了密集点状回声及分隔，还可见不规则强回声团，提示为卵巢囊性畸胎瘤，手术病理证实。CX：宫颈。B1. 左附件区包块，内回声强而不均。B2. CDFI 显示包块内未探及血流信号，手术病理证实为左卵巢囊性成熟性畸胎瘤。C1. 双卵巢囊性畸胎瘤之左卵巢（L）包块，内见线样强回声及不规则强回声团。C2. 双卵巢囊性畸胎瘤之右卵巢（R）囊肿，体积小，内见强回声团。D1. 巨大卵巢囊性畸胎瘤，囊内见发球形成的强回声团。D2. 囊腔内还可见脂液分层征、发丝及面团征。D3. 最重要的是囊腔内发现有不规则实性包块，手术病理证实为囊性畸胎瘤癌变（鳞状细胞癌）

（二）浆液性囊腺瘤

1. 临床特点

卵巢浆液性囊腺瘤是较为常见的卵巢良性肿瘤，约占卵巢肿瘤的 25.0%，大部分为单侧，少数为双侧；约 80% 为单纯囊性包块，少部分囊壁上有乳头样突起，既可突向囊内，也可突向囊壁外面，80% 以上为单房囊肿，少数为多房囊肿，也就是说囊腔内有分隔；囊壁上有时可见沙粒样钙化。囊肿体积以 5～10 cm 较多见，随着保健水平的提高，查体发现的体积较小的囊腺瘤会越来越多，体积巨大的囊腺瘤所占的比例会有所减少。囊腺瘤也会发生蒂扭转，但不如畸胎瘤蒂扭转常见。

2. 超声表现

附件区圆形或卵圆形囊性包块，囊壁薄、光滑，大多数囊肿为单房性，少数囊内有薄壁分隔，囊腔内透声性良好，少数囊内可有较稀疏的点状回声，CDFI 显示囊壁及分隔上少有血流信号；乳头状囊腺瘤囊壁增厚，可见乳头样突起；当囊壁上有沙粒样钙化时可见强回声斑（图 10-12）。

（三）黏液性囊腺瘤

1. 临床特点

黏液性囊腺瘤近年来似乎较浆液性囊腺瘤多见，其体积多远远大于后者，且多为单侧发生；黏液性囊腺瘤的囊壁通常较厚，囊腔内大多有较多纤细分隔，由于黏液上皮的分泌，囊腔内充满黏液；体积最大的妇科囊性肿瘤就是这种病理类型。黏液性囊腺瘤有可能发生破裂，一旦黏液漏入盆腹腔，黏液上皮就有可能种植于腹膜表面，形成腹膜假黏液瘤。

2. 超声表现

附件区厚壁囊性包块，体积巨大时可充满盆腹腔，囊腔内透声差，有多条纤细分隔，呈此典型表现的黏液性囊腺瘤术前超声的诊断准确率达 90% 以上。囊壁破裂时，盆腔可见游离液体，透声差。黏液性囊腺瘤体积较小时，囊腔内可能没有分隔，囊内液透声差，呈密集点状回声，囊壁上有时可见沙粒体的强回声钙化斑。此类表现的黏液性囊腺瘤有可能被误诊为巧克力囊肿（图 10-13）。

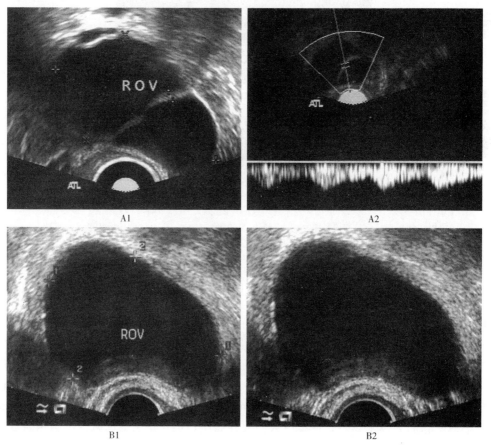

A1   A2

B1   B2

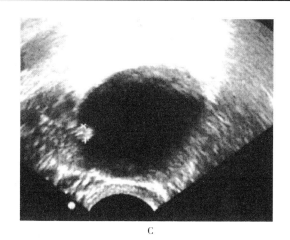

C

图 10-12 浆液性囊腺瘤

A1. 右卵巢（ROV）囊肿，内见薄壁分隔。A2. CDFI 示分隔上见少许血流信号，手术病理证实为浆液性囊腺瘤。B1. 右卵巢（ROV）浆液性囊腺瘤，壁薄，囊内透声好。B2. 囊壁上可见颗粒状强回声（沙粒样钙化）。C. 卵巢浆液性乳头状囊腺瘤，囊内壁见乳头状突起

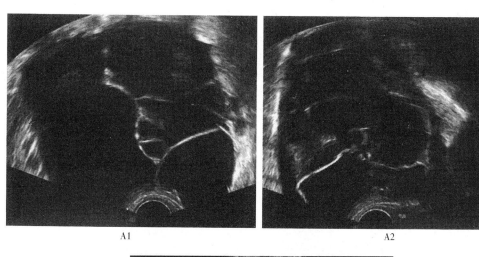

A1   A2

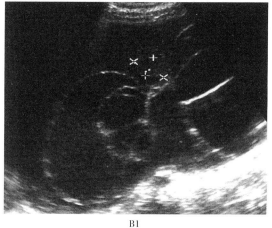

B1

图 10-13

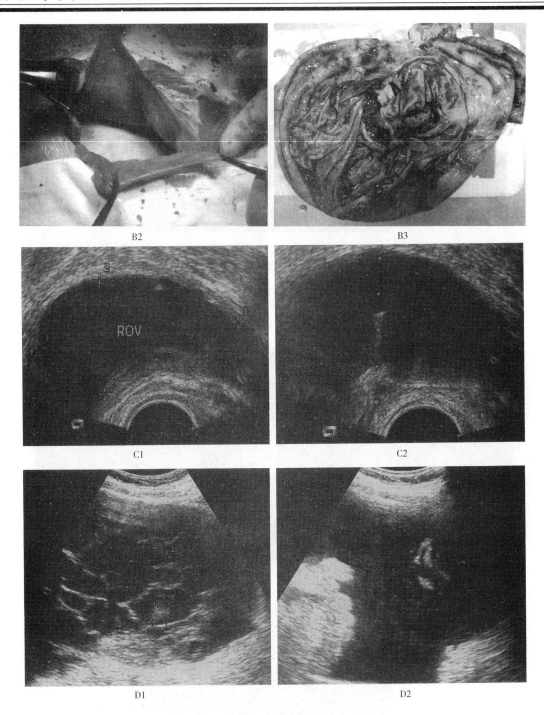

B2

B3

C1

C2

D1

D2

图 10-13 黏液性囊腺瘤

A1. 卵巢多房囊性包块，分隔较薄，囊内透声欠佳。A2. CDFI 显示分隔上可见少许血流信号，手术病理证实为左卵巢多房黏液性囊腺瘤。B1. 左卵巢多房囊性包块，壁厚，囊内有多条纤细分隔，囊液透声差。B2. 术中见囊肿壁厚，表面光滑。B3. 术后肿物标本，可见囊壁很厚，囊内分隔纤细，病理诊断为黏液性囊腺瘤。C1. 右卵巢（ROV）囊肿囊腔内透声差，充满密集点状回声，超声诊断为卵巢子宫内膜异位囊肿。C2. 行超声引导穿刺抽液治疗，抽出的液体为淡黄色黏稠黏液，证实为黏液性囊腺瘤。D1. 55 岁老年女性，因腹胀检查发现腹部包块入院，盆腹腔包块巨大，内有较多薄壁分隔，囊液透声性差。D2. 腹腔内可见大量积液，透声差，似胶冻状，手术病理证实为左卵巢黏液性囊腺瘤破裂

（四）卵泡膜细胞瘤

1. 临床特点

卵泡膜细胞瘤是最常见的来源于性索间质的卵巢良性肿瘤（仅个别卵泡膜细胞瘤为恶性），一般为实性，质地较坚硬，大小不等，体积较大者易发生蒂扭转，而且可能并发腹腔积液，CA125 明显升高，此时易被误诊为是卵巢恶性肿瘤。当肿瘤内有出血坏死、囊性变、黏液性变时，可表现为囊实性。部分患者无临床症状，查体时发现；体积较大者可触及包块，并发蒂扭转时出现腹痛；体积巨大者，常并发大量腹腔积液，似卵巢恶性肿瘤。

2. 超声表现

附件区类圆形或分叶状包块，表面光滑，内部为实性低回声，后方常伴有不同程度的声衰减，内部回声可均匀也可不均匀，CDFI 显示其内血流信号多不丰富；当肿瘤内部呈囊实性时，实性部分后方也常见声衰减；较小的肿瘤，其周边常可见正常卵巢组织结构；当肿瘤内有钙化时，可见强回声斑；并发蒂扭转时，肿瘤可有触痛；并发腹腔积液，盆腹腔可见游离液体。卵泡膜细胞瘤内部回声均匀时，可被误诊为是囊肿或巧克力囊肿，应注意其后方回声无明显增强或伴有衰减。卵泡膜细胞瘤还容易被误诊为浆膜下肌瘤，仔细观察其与子宫之间是否有联系很重要（图 10-14）。

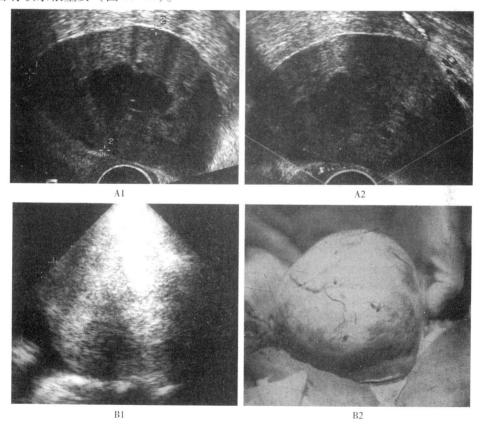

A1　　　　　　　　　　　　　　A2

B1　　　　　　　　　　　　　　B2

图 10-14

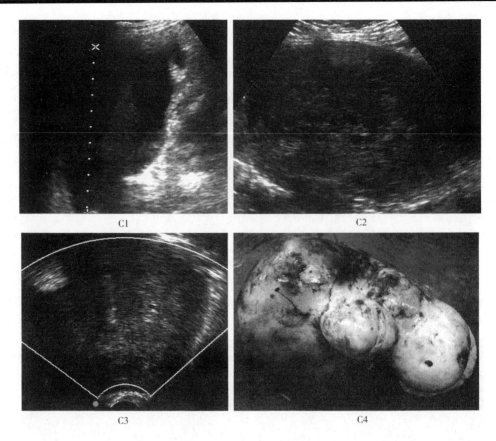

C1

C2

C3

C4

图 10-14　卵泡膜细胞瘤

A1. 患者为 43 岁女性，查体发现盆腔包块，包块大小 7.7 cm×5.0 cm×8.1 cm，边界清楚，表面光滑，内部见不规则透声区，部分后方伴声影。A2. CDFI 显示包块内血流信号不丰富，手术病理证实为左卵巢卵泡膜细胞瘤。B1. 卵巢肿瘤体积大，边界清楚，伴有少量腹腔积液。B2. 术中见肿瘤体积大，表面光滑，质地硬，病理证实为卵泡膜细胞瘤。C1. 患者为老年女性，大量腹腔积液，肿瘤标志物 CA125 明显升高。C2. 盆腔见巨大实性包块，边界清楚，内回声不均。C3. 经阴道彩色多普勒超声检查肿物内血流信号不丰富。C4. 术后标本，肿物外形不规则，表面光滑。病理证实为卵泡膜细胞瘤

（五）其他卵巢良性肿瘤

1. 临床特点

除了前面提到的各种肿瘤，卵巢还有其他一些不太常见的良性肿瘤，如卵巢甲状腺肿、纤维瘤、硬化性间质瘤等。这些肿瘤可能有临床症状，也可能没有任何症状，肿瘤大小不一。卵巢甲状腺肿是高度分化的单胚层畸胎瘤，常发生于绝经期前后，肿瘤呈囊实性，囊性区内为胶冻状液体；纤维瘤瘤体内含有大量胶原沉积的纤维细胞，有时可伴有钙化，可与卵泡膜细胞瘤合并存在；硬化性间质瘤常见于年轻人，较罕见，患者可有月经紊乱，肿瘤呈实性，表面光滑，常有中心部位的不规则囊性变。

2. 超声表现

卵巢甲状腺肿多为不规则囊实性包块，回声强弱不均，有时可见钙化或骨骼样强回声，实性部分可有较丰富的血流信号，部分患者可伴有腹腔积液，易误诊为卵巢恶性肿瘤；卵巢

纤维瘤一般为类圆形或结节状低回声包块后伴明显声影，肿瘤内血流信号不丰富，内部有时可囊性变或黏液性变，有时还可见钙化强回声斑，与卵泡膜细胞瘤有时容易混淆，二者混合存在时更无法区分；硬化性间质瘤呈圆形或卵圆形，边界清楚，实质回声低，中心部位常有不规则囊性变，致周边组织厚度厚薄不均，CDFI 内可见不丰富的血流信号。

三、卵巢交界性肿瘤

（一）卵巢交界性浆液性囊腺瘤

1. 临床特点

是卵巢交界性肿瘤中预后最好、生存率最高的肿瘤，常发生于育龄期妇女，大多无明显症状，查体发现或触及下腹部包块就诊，大多单侧发生，少数双侧，肿瘤大小以小于 10 cm 多见，少数超过 10 cm。多数肿瘤表面有菜花样隆起，可发生腹膜种植，也可累及淋巴结，囊腔内因有实性突起而呈囊实性，囊内液多浑浊，也可为血性或淡黄色。

2. 超声表现

附件区圆形或卵圆形包块，表面不光滑或光滑，内部多为囊实性，实性成分为囊壁上的乳头状或块状突起，囊液透声性多较差，CDFI 显示较大的实性部分常可探及血流信号，伴有腹腔积液或肿瘤破裂者，盆腔可探及游离液体。

（二）卵巢交界性黏液性囊腺瘤

1. 临床特点

可发生于青春期至绝经后的任何年龄，与浆液性交界性囊腺瘤的发生率相似或略高，绝大多数为单侧，个别为双侧。肿瘤多较大，>10 cm 的占多数，多房较单房多见，囊内壁上有单个或多个乳头样突起。手术切除肿瘤后，患者长期生存，预后良好。

2. 超声表现

附件区圆形或卵圆形囊性包块，体积大，囊壁厚，囊腔内多见不规则增厚的分隔，并可见乳头状或实性块状突起，囊液透声性较差，可见点状回声。若肿瘤破裂，囊内液流入腹腔，则腹腔内可见游离液体，有时液体呈胶冻状（图 10-15）。

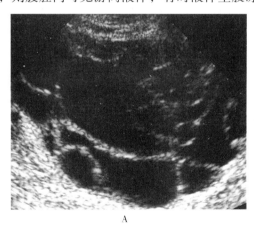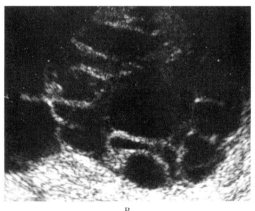

A　　　　　　　　　　　　　　　　B

图 10-15

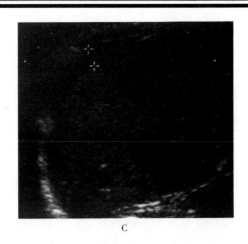

C

图 10-15　卵巢交界性黏液性囊腺瘤

A. 患者为 69 岁老年女性，因腹胀自己触及盆腔包块就诊，超声检查发现盆腔多房囊性包块，大小
约 15.7 cm×11.3 cm×9.1 cm；B. 囊肿体积大，囊内分隔多，并见乳头样实性突起；C. 腹腔内还
可见少量游离液体，此图显示的是肝周少量积液。手术病理证实为左卵巢交界性黏液性囊腺瘤

四、卵巢恶性肿瘤

（一）浆液性乳头状囊腺癌

1. 临床特点

是最常见的卵巢恶性肿瘤，约有一半的患者为双侧，多见于绝经期前后的人群。早期患
者多无任何临床症状，查体发现早期手术则患者的生存率非常高，不幸的是大多数患者出现
症状就诊时都已处于晚期，治疗后的 5 年生存率很低。常见的症状有腹胀、腹痛、盆腔
包块。

2. 超声表现

盆腔一侧或双侧探及囊实混合性包块，外形多不规则，边界清晰或欠清晰，CDFI 实性
部分多见较丰富的血流信号，盆腹腔常可见游离液体，伴有大网膜转移时可见大网膜明显不
规则增厚，CDFI 于增厚的大网膜内可探及较丰富的血流信号，子宫直肠陷窝与膀胱子宫陷
窝处腹膜也常有肿瘤的种植转移，表现为腹膜的局限性不规则增厚，CDFI 内常见血流信号。
腹腔积液常由卵巢恶性肿瘤引起，炎性疾病特别是结核也常常出现腹腔积液，附件区也可见
包块，但包块通常较小，边界不清，与周围组织多有粘连，结核时大网膜与腹膜也可增厚，
但多为均匀一致的弥漫性轻度增厚，腹腔积液内常可见纤维粘连带。卵巢恶性肿瘤有时可并
发感染，临床症状是急性盆腔炎的表现，声像图表现错综复杂，难以做出明确诊断，必要时
可考虑行超声引导穿刺活检明确诊断。

（二）黏液性囊腺癌

1. 临床特点

不如浆液性囊腺癌多见，常为单侧，肿瘤多较大，外形多不规则，主要症状是腹部包块。

2. 超声表现

盆腔囊实性包块，实性部分血流信号较丰富，有腹腔积液时盆腹腔可见游离液体，可有

其他部位的转移表现。声像图上很难提示肿瘤的病理类型。

（三）内胚窦瘤

1. 临床特点

又称卵黄囊癌，是高度恶性的卵巢肿瘤，好发于 10～20 岁的年轻女性，肿瘤一般生长很快，体积较大，患者多因腹部包块、腹胀就诊，由于肿瘤可分泌甲胎球蛋白，患者血清 AFP 常明显升高。

2. 超声表现

盆腔探及巨大实性包块，边界清楚，内部回声不均，常见多个大小不等的囊性区，CDFI 内可见血流信号较丰富（图 10-16）。

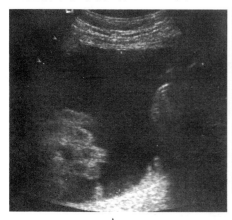
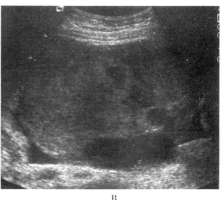

A

B

C

图 10-16　内胚窦瘤

A. 患者为 19 岁年轻女性，腹胀 10 天入院，超声检查可见腹腔内有大量游离液体。B. 左卵巢可见巨大实性包块，内有多处不规则透声区，化验血 AFP > 20 000 μg/L。C. CDFI 包块内可见丰富血流信号。术中见腹腔内淡红色腹腔积液 5 000 mL，左卵巢肿瘤表面有破口，病理证实为左卵巢内胚窦瘤

（四）颗粒细胞瘤

1. 临床特点

是低度恶性的卵巢肿瘤，好发于育龄期妇女，青春期或绝经后也有发生，肿瘤可分泌雌激素，常有高雌激素水平的临床症状，如性早熟、月经不调、绝经后阴道流血等。肿瘤一般为中等大小，实性，表面多光滑，质地多较软，肿瘤内常有出血囊性变。

2. 超声表现

附件区实性包块，边界清楚，内部回声不均匀，常可见多发小囊性区，CDFI 显示肿瘤内有丰富血流信号（图 10-17）。

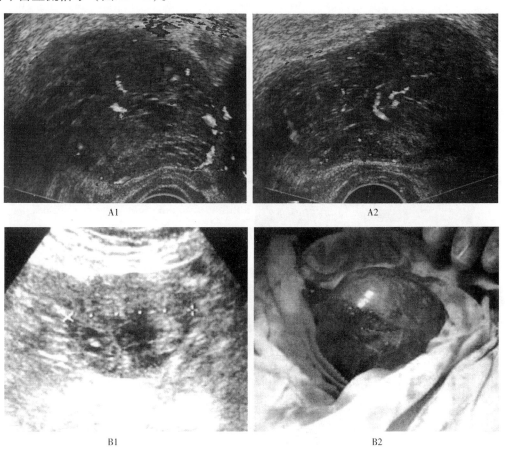

A1　　　　　　　　　　　A2

B1　　　　　　　　　　　B2

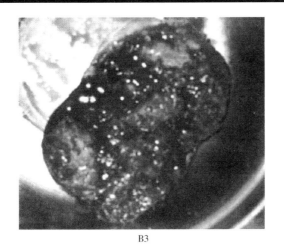

B3

图 10-17 颗粒细胞瘤

A1. 患者为 43 岁女性，因月经不调就诊，超声检查见左卵巢实性包块，内可见多处小透声区。A2. CDFI 包块内可见丰富血流信号。手术病理证实为左卵巢颗粒细胞癌。B1. 患者为 63 岁老年女性，因绝经后出血就诊，经阴道超声检查发现宫腔息肉，宫腔镜摘除息肉病理检查提示子宫内膜增生；1 个月后复查超声发现卵巢包块，呈实性，内有小透声区。B2. 术中发现肿瘤质地较软，包膜张力较高，腹腔镜触碰肿瘤包膜后包膜破裂。B3. 术后切开肿瘤，可见肿瘤内有较多出血及凝血块，病理证实为颗粒细胞瘤

（五）卵巢转移癌

1. 临床特点

胃肠道恶性肿瘤、乳腺癌等常发生卵巢转移，有些转移发生于原发肿瘤发现并治疗之后，有些则是因为发现转移癌就诊而后才发现原发肿瘤，还有个别患者转移癌手术后一直无法明确原发病灶的部位。卵巢转移癌常为双侧。

2. 超声表现

双侧卵巢均可见实性包块，表面光滑，双侧包块多大小相似，少数可大小不一致，有些包块内可见内壁光滑的小囊性区，CDFI 多见树枝状的血流信号，盆腔可见游离液体，子宫直肠陷窝有时也可见种植转移病灶。既往恶性肿瘤病史有助于卵巢转移癌的诊断，发现双侧卵巢实性包块内有树枝状血流信号，要高度怀疑卵巢转移，应进一步检查胃肠道、乳腺等，查找原发部位。

（宋 伟）

第四节 输卵管疾病

输卵管纤细狭长，间质部与宫腔相连，伞端呈喇叭口状，正常输卵管与盆腔内的肠管混在一起，超声无法识别，当输卵管有病变时，输卵管增粗，管腔内有积液，形成结节或包块，超声常常可以识别，结合临床病史、化验检查结果，常可判断病变的性质。输卵管疾病主要有输卵管炎症及肿瘤，还有少量子宫内膜异位病例。

一、输卵管炎性疾病

1. 临床特点

输卵管炎性疾病分为急性与慢性，急性输卵管炎症，患者可有发热、腹痛，慢性炎症可有下腹坠胀不适。急性炎症期输卵管增粗，管壁增厚，管腔内可有积脓，累及卵巢时可形成输卵管卵巢脓肿；慢性炎症期输卵管管壁变薄，管腔内积液变得清亮。

2. 超声表现

急性患者在附件区卵巢旁可见迂曲的厚壁管状结构，CDFI 囊壁上常可见丰富的血流信号，囊腔内可见积液，透声差，可探及密集点状回声，病变部位触痛明显；当炎症累及卵巢后，无法显示正常卵巢，附件区被厚壁多房囊性包块或囊实性包块占据，囊壁或实性区血流丰富。慢性患者附件区可见薄壁囊性结构，呈迂曲管状或多房性，囊腔内透声好，CDFI 囊壁上多无明显血流信号，卵巢可显示或显示不清（图 10-18）。

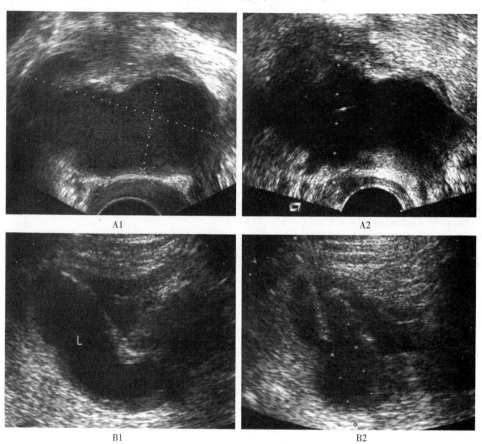

A1

A2

B1

B2

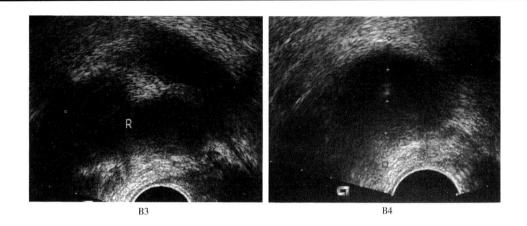

B3　　　　　　　　　　　　　　B4

图 10-18　输卵管炎

A1. 患者为 33 岁女性，因腹痛半个月入院抗炎治疗 1 周，近两天发热，体温 38.7℃，经阴道超声检查见右输卵管增粗，腔内充满液体，张力高，透声差。A2. 行超声引导穿刺，抽出脓液 40 mL，证实为右输卵管积脓。B1. 患者为 45 岁女性，因腹痛发热就诊，经腹壁超声检查见左输卵管增粗，腔内积液，透声差。B2. 行超声引导穿刺抽出脓液 23 mL，证实为左输卵管积脓。B3. 该患者右侧输卵管也有增粗，较左侧更明显，腔内可见积液，透声差。B4. 行经阴道超声引导穿刺，抽出脓液 42 mL，治疗后症状迅速消失

二、输卵管肿瘤

1. 临床特点

输卵管肿瘤少见，多发生于中老年尤其是绝经后患者，常见的病理类型是癌，罕见的病理类型是恶性苗勒混合瘤，临床症状主要有下腹部包块、阴道排液、阴道流血、腹胀、腹痛等。输卵管癌早期诊断困难，约有一半的患者就诊时已是晚期，可伴有腹腔积液、CA125 升高，可有卵巢及大网膜转移，临床表现易与卵巢癌及子宫内膜癌相混淆，术前少有明确诊断者，多在术后病理检查时明确诊断。

2. 超声表现

输卵管癌的声像图表现多无特异性，可为腊肠形、不规则形，可为实性、囊实性或囊性，囊性者囊腔内透声性很差，可为迂曲管状结构，实性或囊实性包块的实性部位 CDFI 常可见丰富血流信号。包块旁探及正常卵巢有助于输卵管肿瘤的诊断，但概率很低，晚期患者常可探及腹腔积液及转移病灶，如"网膜饼"。绝大多数患者术前超声仅提示盆腔恶性肿瘤，多数会被怀疑为卵巢癌，个别囊性型可能误诊为输卵管积水。临床有阴道排液、包块为腊肠形、包块旁探及正常卵巢等少数较有特点的患者有可能术前提示输卵管癌的诊断（图 10-19）。恶性输卵管苗勒混合瘤超声表现与卵巢恶性肿瘤无明显差异。

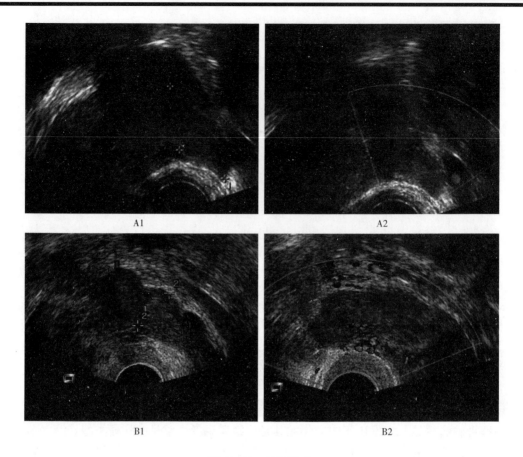

图 10-19　输卵管癌

A1. 患者为 55 岁女性，绝经后阴道排液 2 年，超声检查见左附件区腊肠形管状结构，内有较多实性成分；A2. CDFI 实性区域可见血流信号，考虑恶性肿瘤。手术病理证实为左输卵管癌。B1. 患者为 53 岁女性，绝经 2 年，阴道出血伴排液 4 个月入院。超声检查见左附件区腊肠形低回声包块；B2. CDFI 包块内可见较丰富的血流信号。手术病理证实为左输卵管癌

（高明茹）

第十一章

胆囊及胆管疾病超声诊断

第一节　胆石症

胆石症是指因胆管系统结石所形成的一系列临床病理改变，任何人群均可发生。我国一组 8 585 人的流行病学调查中，胆囊结石的发病率为 24.3%，肝外胆管结石的发病率为 46.5%，肝内胆管结石的发病率为 29.0%。胆囊结石和肝外胆管结石发病高峰年龄是 51 ~ 60 岁，肝内胆管结石发病高峰年龄为 31 ~ 40 岁。肝内胆管结石在胆系结石中病死率最高，为 4.2%。

胆石的成因较复杂，胆汁成分的改变、寄生虫感染、细菌感染、代谢障碍、溶血性贫血等原因均可形成胆石。胆石的形成过程分为 3 个阶段：胆汁饱和或过饱和，起始核心的形成，逐渐形成结石。

一、胆囊结石

胆囊结石是最常见的胆囊疾病，好发于中年肥胖女性。胆囊结石以胆固醇结石和混合性结石多见。由于结石对胆囊壁的刺激，易合并胆囊炎，最终导致胆囊缩小，胆囊壁增厚。胆囊结石合并胆囊癌发生率较高。

根据胆石成分的不同，可将胆石分为以下 4 种类型：①胆固醇结石；②胆色素结石；③混合性结石，主要由胆固醇、胆色素、钙盐、蛋白、金属离子等成分构成；④其他结石。碳酸钙结石、瓷瓶胆囊为少见结石，胆囊壁胆固醇沉着症也被部分学者归为胆结石。

胆囊结石常引起急性和慢性胆囊炎，其临床表现不同。急性结石性胆囊炎表现为有季肋部疼痛，向右肩部放射。早期发热和中性粒细胞升高不明显，恶心多，呕吐少。后期 Murphy 症阳性，右上腹有明显的腹紧张、压痛、反跳痛，呼吸受限。慢性结石性胆囊炎主要表现为右上腹不适、隐痛、饱胀感、嗳气，食用油脂较多的食物后，以上症状会加剧。

（一）超声表现

1. 典型声像图

胆囊腔内出现强回声团块，团块后方伴有声影，团块可随体位变化在囊腔内移动（图 11-1）。

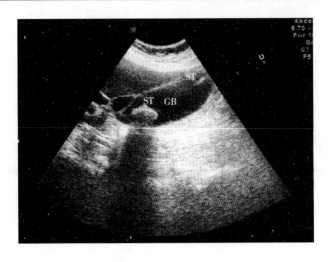

图 11-1　典型胆囊结石

2. 非典型声像图

充满型胆结石表现为"WES"征：W 为胆囊壁高回声，E 为结石强回声，S 为声影。在胆囊壁高回声和结石强回声间可见一线状低回声，可能为残存的胆汁。泥沙状胆结石表现为胆囊腔内出现黏稠的细小回声光带，随体位移动而在胆囊壁上移动，其形态常常因移动而发生变化，常可见弱声影，有时声影不明显（图 11-2）。直径小于 3 mm 的松软的结石，其后方往往不伴有声影，可根据体位改变是否移动进行诊断。当结石嵌顿于胆囊颈部或哈氏囊时，往往引起胆囊积液，压迫肝总管引起肝总管部分或完全梗阻，进而产生胆汁性肝硬化，称为 Mirizzi 综合征。胆囊壁罗—阿窦内结石时，壁内可见单个或多个强回声，后方伴"彗星尾"征。

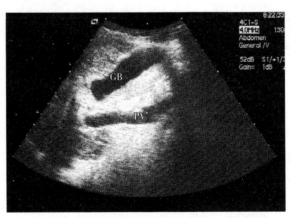

图 11-2　泥沙状胆结石

（二）诊断要点

胆囊腔内强回声团块，可随体位改变移动，后方伴有声影。

（三）鉴别诊断

1. 十二指肠气体

胆囊体部与十二指肠紧邻，十二指肠气体回声常被初学者误诊为胆囊结石，可多切面进行扫查之后观察回声是否在胆囊腔内，如还不能鉴别，可保持强回声团块的切面，仔细观察团块形态是否发生变化。十二指肠蠕动会造成肠腔气体大小的变化。必要时可嘱咐患者饮水200 mL，团块中如可见液性回声通过，则为十二指肠气体。

2. 胆囊内胆泥、组织碎屑、脓性团块、息肉等

长期禁食患者，胆汁瘀滞，可形成胆泥，胆泥为均匀稍低回声，形态可随体位变化，有时胆泥可合并结石。急性化脓性胆囊炎时，胆囊内坏死组织碎屑、脓性分泌物等可形成团块状回声，但其透声性较结石好。胆囊内隆起样病变与结石不同的是不随体位移动，并与胆囊壁相连。

二、胆管结石

胆管结石较为常见，根据来源分为原发性结石和继发性结石，根据部位分为肝外胆管结石和肝内胆管结石。可引起胆管壁炎症，出现充血、水肿、增生和纤维化，导致胆管壁增厚。结石嵌顿可造成胆管完全性梗阻。

肝内胆管结石患者疼痛不明显，常表现为周期性发热、寒战，黄疸往往不明显。胆总管结石常出现胆管阻塞三联症，即右上腹疼痛、发热寒战、黄疸，如发生急性阻塞性化脓性胆管炎时，还可出现休克和精神异常症状。

（一）超声表现

1. 肝外胆管结石

胆管腔内见伴有声影的强回声团块，部分可呈中等回声或低回声，边界清晰，与胆管壁之间可见分界。胆管近端可见不同程度的扩张，胆管壁稍增厚。有时改变体位可见强回声团块移动。

2. 肝内胆管结石

肝内可见与门静脉伴行的，沿胆管分布的斑片状或条索状强回声，后方伴声影，结石常造成局限性胆汁淤积，使结石近端的胆管局限性扩张（图11-3），与门静脉呈平行管征。

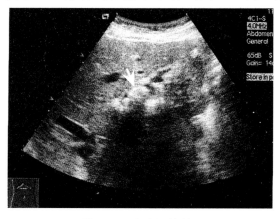

图 11-3　肝内胆管结石

（二）诊断要点

肝外胆管内强回声团块，后方伴声影，近端胆管扩张。肝内沿胆管分布的斑片状或条索状强回声，后方伴声影，近端胆管扩张。

（三）鉴别诊断

1. 胆管积气

胆肠吻合术后，胆管积气，常可见沿胆管分布的条索状强回声，仔细观察该强回声，可随呼吸出现闪烁运动，后方伴"彗星尾"征，无胆管扩张。

2. 正常肝圆韧带

为肝左叶内强回声结构，后方伴声影，转动探头，显示为起自矢状部，向前方延伸至肝包膜处的带状强回声结构。

3. 肝内钙化灶

为肝内强回声光点，不伴有胆管扩张。

（王　瑶）

第二节　急性胆囊炎

急性胆囊炎是指细菌感染胆囊而发生急性炎症改变的疾病。多由胆囊结石梗阻引起，也可为非结石性急性胆囊炎。

临床表现主要有右上腹疼痛，持续性加重，向右肩和右腰背部放射，伴有恶心、呕吐。结石性急性胆囊炎主要表现为胆绞痛，非结石性胆囊炎主要以右上腹持续性疼痛为主。单纯性胆囊炎症状较轻，疼痛局限于胆囊区。化脓性胆囊炎呈剧痛，有尖锐刺痛感，疼痛范围大，病变常累及胆囊周围组织甚至腹膜，引起腹膜炎。疼痛阵发性加剧时，患者常有吸气性抑制。随着疼痛的加剧，轻者表现为畏寒、发热，重者表现为寒战、高热。多数患者出现Murphy征阳性，即右肋下胆囊区深压痛与触压时深呼吸受限。

一、超声表现

1. 急性单纯性胆囊炎

胆囊轻度增大，胆囊壁轻度增厚，胆囊腔饱满，有时可见细小的炎性渗出光点。无特异性声像图改变，应密切结合临床表现进行诊断。

2. 急性化脓性胆囊炎

胆囊肿大，胆囊壁弥漫性增厚，厚度多大于 5 mm，多呈向心型，部分呈偏心型，胆囊壁水肿常呈"双壁"征，部分病例胆囊壁回声可减弱。胆囊壁各层界限模糊，浆膜层和黏膜层回声增强。囊腔内常可见细点状、斑块状低回声团块，为炎性渗出物、坏死组织和淤积的胆汁混合而成（图 11-4）。大部分患者胆囊腔内可见到结石强回声，尤其在胆囊颈部常可见嵌顿的结石。胆囊 Murphy 征阳性。

3. 急性坏疽性胆囊炎

在急性化脓性胆囊炎特征基础上，胆囊壁明显增厚，且厚薄不均，回声杂乱，强弱不等并呈多层低回声带（图 11-5）。气性坏疽时，可见胆囊腔内气体强回声。

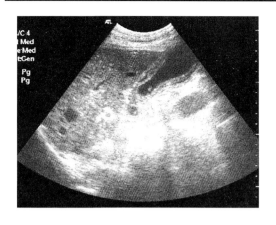

图 11-4 急性化脓性胆囊炎

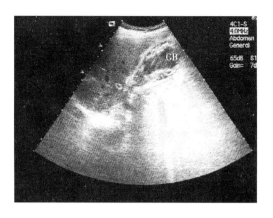

图 11-5 急性坏疽性胆囊炎

4. 常见并发症

胆囊穿孔是急性胆囊炎常见的并发症，常并发于急性坏疽性胆囊炎。穿孔部位的胆囊壁连续性中断。穿孔部位和程度不同可形成不同的超声表现。如穿孔部位发生在胆囊床部位，常形成胆囊周围脓肿，胆囊周围出现边界不清的无回声暗区，暗区内可见大量的细小光点漂浮（图 11-6）。如穿孔部位位于胆囊底部时，多形成局限性腹膜炎，表现为局限性包裹性无回声暗区，暗区内可见不均匀的光点或强弱不等回声。严重时形成弥漫性腹膜炎，表现为腹膜增厚，回声强弱不等，分布不均匀，腹腔可见范围不一的积液。胆囊出血也是常见并发症之一，表现为胆囊腔内见细小低回声光点，或凝聚成后方无声影、可随体位改变移动的团块。

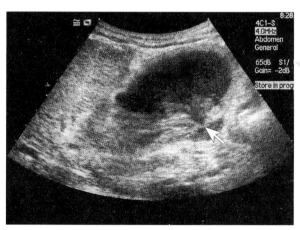

图 11-6 胆囊穿孔

二、诊断要点

胆囊肿大，胆囊 Murphy 征阳性，胆囊壁弥漫性增厚，呈"双壁"征，囊腔内强回声结石，或细点状回声，胆囊周围无回声区。

三、鉴别诊断

1. 胆囊增大

如因胆管梗阻引起的胆囊体积增大，胆囊壁薄而光滑，压痛不明显，常可发现造成胆管梗阻的原因。

2. 胆囊壁增厚

餐后、急性肝炎、肝硬化、右心衰竭、腹腔积液等均可引起胆囊壁增厚，呈双边，应结合临床进行鉴别，慢性胆囊炎和胆囊腺肌症的胆囊壁增厚，胆囊不肿大，胆囊 Murphy 征阴性。

（王　瑶）

第三节　胆囊癌

胆囊癌是指发生于胆囊上皮的恶性肿瘤。胆囊癌比较少见，仅占恶性肿瘤的 0.3% ~ 6%。对我国 3 922 例胆囊癌患者进行临床流行病学调查，结果显示，胆囊癌发病率占胆管疾病的 0.4% ~3.8%，合并胆囊结石的占 49.7%，男女发病比为 1：1.98，发病高峰年龄为 60 ~70 岁。胆囊癌的病因不明，与胆结石、瓷器胆囊、胰胆管异常连接和慢性特异性肠道炎症等有关。60% 发生于胆囊底，30% 发生于胆囊体，10% 发生于胆囊颈。

胆囊癌无特殊的临床表现，临床表现酷似胆囊炎，还可表现为黄疸。消化道主要表现为上腹部胀气不适、食欲不振、恶心呕吐，进行性消瘦。触诊时在右上腹胆囊区可触及肿块，肿块质地坚硬，结节状，表面不光滑。晚期可出现腹腔积液。

一、超声表现

胆囊癌的二维灰阶声像图可分为以下 4 种类型。

1. 隆起型

好发于胆囊颈部，可单发或多发。超声可见向腔内突出的中等回声或低回声团块，呈乳头状、蕈伞状或结节状，基底较宽，表面不平整，胆囊壁回声中断。病灶体积一般较小，大小 1 ~2.5 cm。常合并多发结石时，应仔细扫查，以免漏诊。

2. 厚壁型

胆囊壁呈弥漫性或局限性增厚，病灶多呈低回声，以颈部和底部多见，黏膜线不平整，回声中断。需与慢性萎缩性胆囊炎和胆囊腺肌症相鉴别。

3. 混合型

该型较多见。胆囊壁呈局限性或弥漫性增厚，伴向囊腔内突出结节状或蕈伞状低回声或中等回声团块。

4. 实块型

胆囊体积增大，胆汁液区基本消失，代之以实性低回声的肿块，边缘不规则，内部回声不均匀、杂乱，其内常可见结石强回声或不均匀的斑点状强回声。该型常侵犯肝脏及胆囊周围组织，而使肿块与受侵犯的组织界限不清（图 11-7）。

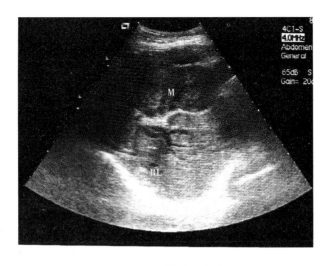

图 11-7 实块型胆囊癌

彩色多普勒超声显示病变基底和内部有较丰富的血流信号；频谱多普勒显示为动脉血流，多呈高速高阻型。有研究显示超声造影病变区动脉相呈高增强，消退早于肝实质。

二、诊断要点

胆囊内实性团块回声或胆囊壁局限性或弥漫性增厚，表面不平整，胆囊壁回声中断，病变内部有动脉血流信号。

三、鉴别诊断

1. 胆囊腔内血凝块、黏稠脓液

胆汁声像图呈实性改变时，与胆囊癌鉴别困难。但仔细观察胆囊轮廓光整，外壁光滑连续，CDFI 内无血流信号。

2. 慢性胆囊炎、胆囊腺肌症

胆囊腺肌症表现为胆囊壁增厚，壁内可见小囊状结构，壁内强光点伴"彗星尾"征；慢性胆囊炎囊壁连续无中断。CDFI 显示内部均无明显血流信号。厚壁型胆囊癌壁呈不规则局限性或弥漫性增厚，壁内一般无小囊状回声。

（郭宏燕）

参考文献

［1］韩萍，于春水．医学影像诊断学［M］.4 版．北京：人民卫生出版社，2017.

［2］理查德，韦伯，穆勒，等．高分辨率胸部 CT［M］．北京：中国科学技术出版社，2017.

［3］曹厚德，詹松华．现代医学影像技术学［M］．上海：上海科学技术出版社，2016.

［4］郭佑民，陈起航，王玮．呼吸系统影像学［M］.2 版．上海：上海科学技术出版社，2016.

［5］金征宇，龚启勇．医学影像学［M］.3 版．北京：人民卫生出版社，2015.

［6］李真林，倪红艳．中华医学影像技术学·MR 成像技术卷［M］．北京：人民卫生出版社，2017.

［7］穆勒，席尔瓦．胸部影像学［M］．上海：上海科学技术出版社，2015.

［8］张嵩．肺部疾病临床与影像解析［M］．北京：科学出版社，2018.

［9］安锐，黄钢．核医学［M］.3 版．北京：人民卫生出版社，2015.

［10］冯晓源．现代影像学［M］．上海：复旦大学出版社，2016.

［11］陈克敏，陆勇．骨与关节影像学［M］．上海：上海科学技术出版社，2015.

［12］王振常，郭启勇．中华临床医学影像学·头颈分册［M］．北京：北京大学医学出版社，2016.

［13］陈方满．放射影像诊断学［M］．合肥：中国科学技术大学出版社，2015.

［14］田家玮，姜玉新．临床超声诊断学［M］.2 版．北京：人民卫生出版社，2016.

［15］余建明．实用医学影像技术［M］．北京：人民卫生出版社，2015.

［16］中国医师协会超声医师分会．中国超声造影临床应用指南［M］．北京：人民卫生出版社，2017.

［17］龚渭冰，李颖嘉，李学应．超声诊断学［M］.3 版．北京：科学出版社，2016.

［18］郭万学．超声医学［M］．北京：人民军医出版社，2015.

［19］白人驹，张雪林．医学影像诊断学［M］.3 版．北京：人民卫生出版社，2014.

［20］高波．急症影像诊断流程［M］．北京：人民卫生出版社，2017.